AF141367

Veröffentlichungen aus der
Forschungsstelle für Theoretische Pathologie
(Professor Dr. med. Dr. phil. Dr. h.c. H. Schipperges)

der Heidelberger Akademie der Wissenschaften

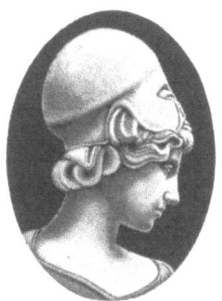

Heinrich Schipperges

Die Entienlehre des Paracelsus

Aufbau und Umriß
seiner Theoretischen Pathologie

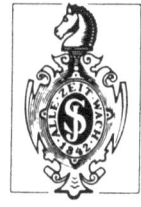

Springer-Verlag Berlin Heidelberg GmbH

Prof. Dr. med Dr. phil. Dr.h.c. Heinrich Schipperges
em. Direktor des Instituts für Geschichte der Medizin
der Universität Heidelberg
Im Neuenheimer Feld 305, D-6900 Heidelberg

ISBN 978-3-662-02534-5   ISBN 978-3-662-02533-8 (eBook)
DOI 10.1007/978-3-662-02533-8

CIP-Titelaufnahme der Deutschen Bibliothek
Schipperges, Heinrich: Die Entienlehre des Paracelsus: Aufbau u. Umriss seiner
Theoret. Pathologie / Heinrich Schipperges. –
Berlin; Heidelberg; New York; London; Paris; Tokyo : Springer, 1988
(Veröffentlichungen aus der Forschungsstelle für Theoretische Pathologie der
Heidelberger Akademie der Wissenschaften)

Dieses Werk ist urheberrechtlich geschützt. Die dadurch begründeten Rechte,
insbesondere die der Übersetzung, des Nachdrucks, des Vortrags, der Entnahme
von Abbildungen und Tabellen, der Funksendung, der Mikroverfilmung oder der
Vervielfältigung auf anderen Wegen und der Speicherung in Datenverarbei-
tungsanlagen, bleiben, auch bei nur auszugsweiser Verwertung, vorbehalten. Eine
Vervielfältigung dieses Werkes oder von Teilen dieses Werkes ist auch im Einzelfall
nur in den Grenzen der gesetzlichen Bestimmungen des Urheberrechtsgesetzes der
Bundesrepublik Deutschland vom 9. September 1965 in der Fassung vom 24. Juni
1985 zulässig. Sie ist grundsätzlich vergütungspflichtig. Zuwiderhandlungen
unterliegen den Strafbestimmungen des Urheberrechtsgesetzes.

© Springer-Verlag Berlin Heidelberg 1988
Ursprünglich erschienen bei Springer-Verlag Berlin Heidelberg New York 1988.
Softcover reprint of the hardcover 1st edition 1988

Die Wiedergabe von Gebrauchsnamen, Handelsnamen, Warenbezeichnungen
usw. in diesem Werk berechtigt auch ohne besondere Kennzeichnung nicht zu der
Annahme, daß solche Namen im Sinne der Warenzeichen- und Markenschutz-
Gesetzgebung als frei zu betrachten wären und daher von jedermann benutzt
werden dürften.

Satz und Druck: Fa. Ernst Kieser GmbH, Graphischer Betrieb, Neusäß
Einband: J. Schäffer GmbH & Co. KG, Grünstadt – 2125/3140-543210

Geleitwort

Der em. o. Professor der Geschichte der Medizin an der Universität Heidelberg, Dr. med. et phil. HEINRICH SCHIPPERGES, Dr. med. h. c. (Madrid), wurde von der Deutschen Gesellschaft für Pathologie gebeten, im Rahmen ihrer Jahrestagung, abgehalten in Salzburg 1987, durch einen Festvortrag ein geistiges Bild der Gestalt THEOPHRASTUS VON HOHENHEIMS zu geben und einen Begriff von der imponierenden Größe des PARACELSUS als Naturbeobachter und Arzt zu vermitteln. Daß dieses Unternehmen ein besonderer Erfolg war, haben die des Zuhörens gewohnten, kritischen Pathologen hundertfach bestätigt. Und doch lag ein Wagnis vor; es wurde durch die Initiative des damaligen Vorsitzenden der Pathologen, des korrespondierenden Mitglieds der Heidelberger Akademie der Wissenschaften, des Professor Dr. VOLKER BECKER, Erlangen, riskiert, und es hatte sich vollkommen bewährt!

Das Wagnis bestand darin, in PARACELSUS den Vertreter einer „anderen" Pathologie beschworen zu haben, der fern von dem „anatomischen Gedanken" die „pathische Betroffenheit" menschlicher Kreatur anhand der „Seinsweise auf fünferlei Art", d. h. durch die „Entien" – das Ens naturale, astrorum, veneni, spirituale und schließlich das Ens Dei – verständlich zu machen versucht hatte. GIORDANO BRUNO (1584) hatte PARACELSUS mit HIPPOKRATES verglichen, LEIBNIZ (1677) hatte GALEN und PARACELSUS als gleichrangig erklärt, RUDOLF VIRCHOW den „naturphilosophischen Mystizismus" getadelt, WALTER PAGEL, unser engerer Fachgenosse, – wohl aufgrund nicht ganz geeigneter Quellen – PARACELSUS als Iatrochemiker verstanden. SCHIPPERGES hat in bewundernswürdiger Kraftanstrengung den gesamten, heute erreichbaren, literarisch-historischen Apparat aufgearbeitet und kritisch gesichtet. Die „Fülle der Gesichte" ist erstaunlich, ja bestürzend, und es bedeutet einen Akt intellektueller Redlichkeit, dem vielfach verkannten Wanderarzt, dem begnadeten Therapeuten, dem kritischen Feuerkopf THEOPHRASTUS endlich eine höhere Stufe gerechter Wertung zuteil werden zu lassen.

Wer dieses Buch geduldig studiert, wird reich belohnt, denn er gewinnt Verständnis für manche Besonderheiten auch der aktuellen Medizin, – für magisch-religiöse, spirituelle, ja anthroposophische Wesenszüge und ihrer wertenden Einstufung, deren genetische Verbindung zu PARACELSUS sonst nicht ohne weiteres deutlich geworden wäre. PARACELSUS hat sich verstanden „auf die Welt als Frage" und „den Menschen als Antwort". Dies ist eine anthropologische Medizin und ein handfestes Stück *Theoretischer Pathologie*.

Heidelberg, im Frühjahr 1988   Wilhelm Doerr

Inhaltsverzeichnis

Einführung   1

Teil 1. Leben – Werk – Wirkung   5

Leben – Werk – Wirkung   7
   1. Lehr- und Wanderjahre   8
   2. Ärztliche Erfahrung auf Wanderschaft 12
   3. Zur Wirkungsgeschichte 14

Methodologische Präliminarien 21
   1. Leitbilder einer „experientia cum scientia" . . 22
   2. Zum Gleichgewicht von „Theorica et Practica". 29
   3. Das Problem der Echtheit 32

Teil 2. Die fünf Wesenheiten 41

Vorbemerkung 43

I. Von der Natur des Menschen 48
   1. Das Bild von der Welt und vom Menschen . . 48
   2. Die drei Prinzipien des „Ens naturale" 54
   3. Geheimnisse des gesunden und kranken Leibes . 57

II. Mensch und Umwelt 63
   1. Das ökologische Bezugssystem 63
   2. Zur Ambivalenz im „Ens veneni" 64
   3. Mensch und Welt in Symbiose 67

III. Des Menschen Zeit-Gestalt 70
   1. Phänomene der Zeitlichkeit 70
   2. Die kosmischen Bedingungen der Krankheit 73
   3. Der Arzt als Gestalter der Zeit 75

IV. Der psychosoziale Kontext 80
   1. „Signatura" als Leitfigur im „Ens spirituale" 80
   2. Das Wesen vom Erkranken und Gesunden . . 84
   3. „Ens spirituale" im „Licht der Natur" 88

V. Das absolute Bezugssystem 92
    1. „Vollbringer der Werke Gottes" 92
    2. Heilskunde und Heilkunst 94
    3. „Der kleinen Welt Gott" 96

Teil 3. Das Haus der Medizin 101

I. Die Säulen der Heilkunde 103

II. Die vier Eckpfeiler der Medizin 105
    1. Medizin als „Philosophia" 105
    2. Medizin als „Astronomia" 108
    3. Medizin als „Alchimia" 112
    4. Medizin als „Physica" 117

III. Die Medizin als Eckstein der Universität 121

Ausblick 129

Literatur 134

Einführung

Im Übergang vom Mittelalter in die Neuzeit, mitten schon in der sogenannten „Entdeckung der Welt und des Menschen", begegnet uns ein eindrucksvolles, ein im Grunde erschütterndes Bild von der Situation des Arztes in einer Welt der Not und des Elends. Wir finden ihn, den Arzt, verloren in einem gewaltigen Irrgarten, dem „Labyrinthus medicorum errantium": lauter irrende Ärzte also in jenem Labyrinth, darinnen der Minotaurus haust, der „monoculus", das „Ein-aug", der Mann mit seiner szientistisch einäugigen Optik und dem nun einmal daraus folgenden methodischen Terror.

Das wahrhaft beeindruckende Bild findet sich in einem Traktat aus dem Jahre 1538, mit dem Titel „Labyrinthus medicorum errantium", wo es denn auch gleich zu Beginn - in der „Vorrede" - heißt: „Weil das Irregehn nichts tauget, und weil einer im Irrgang hin und her geht und nicht weiß, wo ein noch aus, so ist es vonnöten, den herauszuführen, der hineingeraten" (XI, 166)*.

Wie aber kommt man heraus aus diesem Labyrinth, das uns ja nicht nur die verwirrende Pluralität der Welt repräsentiert, sondern auch die armseligen denke-rischen Möglichkeiten eines Menschen mit seinem „viehischen Verstand"? Wie kommt man heraus aus dem dialektischen Gefängnis seiner „Hirnschale", wie wieder los vom Gespinst der logischen Phantasien und all der bloß rationalen Deduktion? Wie kommt man heran an die Wirklichkeit der Dinge? Wo hätten wir denn noch wahrhaftig *das* Auge für *die* Welt? Wo finden wir auch da noch weiter, wo Kausalität und Induktion und die ganze formalistische Logik kaum noch helfen? Denn die Augen als solche - so PARACELSUS -, sie verhelfen nur zum „Experiment" und eben nicht zur „Experienz" (XI, 92). Erst wenn Denken und Wahrnehmung zu einer Verbindlichkeit kommen, werden sie eine „Scientia".

Diese Art von Erkennen im Geist des Ganzen, auch „augenscheinliche Erfahrenheit" genannt, heißt bei PARACELSUS „Erkennen im Licht der Natur", ein Erkennen, das überall vonnöten ist, und wie wichtig erst an einem „Ding, das Leib und Leben berührt". Daher denn auch immer wieder das Bild vom „Laby-rinth, das in der Arznei nit klein ist --: Nicht allein, daß es bloß Irrtum sei; es trifft vielmehr an Leib und Leben"!

---

* Wir zitieren mit römischer Bandangabe und arabischer Seitenzahl nach der Ausgabe: THEOPHRAST VON HOHENHEIM, gen. PARACELSUS: Sämtliche Werke. 1. Abt.: Medizinische, naturwissenschaftliche und philosophische Schriften, Hrsg. KARL SUDHOFF. Bde. I-XIV. München 1923-1933. - 2. Abt.: Theologische und religionsphilosophische Schriften. Hrsg. KURT GOLDAMMER. Bde. II-VII. Wiesbaden 1955-1986. - Die Texte wurden in Klangleib und Syntax beibehalten und nur in Rechtschreibung und Zeichensetzung modernisiert.

Aus dem Irrgarten also, wo „das monoculatus regieret", das „Einäugige", dem „Minotauro gleich", dessen eines Auge nur die eine Seite sieht, „das andre ist finster", will PARACELSUS mit der Fackel der Erfahrenheit die Ärzte herausführen an das „Licht der Natur", um dort ein für allemal „den Irrgang zu entdekken, wo er seinen Ursprung nimmt". Er will „die rechte Tür" zeigen, die in die volle Wirklichkeit führt mit ihren fünf Daseinsbereichen, die bei PARACELSUS heißen: „Ens astrale", „Ens veneni", „Ens naturale", „Ens spirituale" und „Ens Dei".

Von diesen fünf fundamentalen Kategorien, Seinsbereichen des kranken und auch gesunden Menschen, hat das anatomische Zeitalter unserer Naturwissenschaften nur noch den mittleren Strang wahrnehmen wollen und entwickeln können, das „Ens naturale", unsere genetische Matrix und die natürliche Konstitution, während zu einer Philosophie des gesunden Leibes doch auch gehören: das „Ens astrale", ein weiterer kompletter Kosmos der Zeitlichkeit, unsere Geschichte eben und damit unser biographisches Schicksal, ferner das „Ens veneni", unsere Umwelt mit all ihren toxischen Belastungen, das „Ens spirituale" schließlich mit seinem psychosozialen Kontext und - von diesen vier profanen Daseinskategorien deutlich abgesetzt - das „Ens Dei", das alles verbindende und einen jeden von uns verpflichtende absolute Bezugssystem.

Das sind schon großartige Seinsbezirke, Sinnbereiche, anthropologische Fundamentalkategorien, uns allen im Grunde vertraut, aber von den modernen Wissenschaften völlig vergessen, unheilvoll verdrängt, und heutzutage nur von außen wieder drangehängt und draufgepappt als Psychologie, als Soziologie, als Ökologie oder als Psychosomatik. Mit diesen fünf Daseinskreisen erst, die PARACELSUS auch nennt die „fünf Fürsten", die unser Dasein regieren, baut sich das „Haus der Heilkunde" sicher auf den „vier Säulen" auf: auf die „Philosophia", die „Astronomia", die „Alchimia" und die „Physica". Damit aber wird der Arzt zum gebildeten Fachmann für den Menschen, der nun auch den anderen Fakultäten - der Theologie, der Jurisprudenz, der Philosophie - den Eckstein setzt: Die Medizin ist zum „Eckpfeiler der Universität" geworden!

Bevor wir uns freilich den vier Säulen im „Haus der Medizin" zuwenden, sollten wir uns eingehender - und das wird das eigentliche Thema unserer Abhandlung sein - mit der „Entienlehre" des PARACELSUS vertraut machen, jenen „fünf Wesenheiten", die wir als die Daseinsbereiche des kranken wie des gesunden Menschen vorstellen wollen (vgl. Schema).

Wir werden bald schon sehen - und ich möchte gerade das deutlich machen -, wie aktuell diese scheinbar historisch abgelegene Kategorientafel werden kann. Die zunehmende methodische Einengung der Wissenschaft von der Natur des Menschen, aber auch die methodischen Möglichkeiten der Erfassung des ganzen - des gesunden wie des kranken - Menschen lassen sich meines Erachtens nirgendwo deutlicher aufzeigen als an der Krankheitslehre des PARACELSUS. Hier läßt sich aber auch schon erschreckend deutlich die Schere erkennen zwischen dem harten Kern der Wissenschaften und den verdrängten Wissenschaften, eine Spaltung, der Bruch, der in der frühen Neuzeit zur Dichotomie von Naturwissenschaften und Geisteswissenschaften führen sollte.

Das anatomische Zeitalter hatte seit der Mitte des 16. Jahrhunderts immer konsequenter eine Strukturlehre (Morphologie), eine Funktionslehre (Physiolo-

SÄULEN DER MEDIZIN

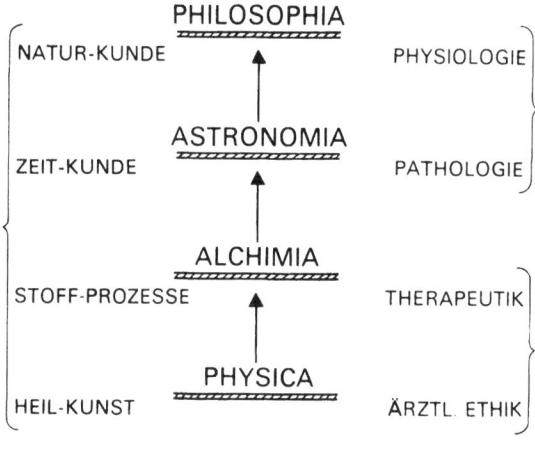

gie) und seine Krankheitslehre (Pathologie) aufgebaut, die seit der Mitte des 19. Jahrhunderts in eine alle medizinischen Disziplinen verpflichtende Allgemeine Pathologie erweitert wurde. Erst seit der Mitte des 20. Jahrhunderts zeigen sich Ansätze zu einer neuen Krankheitstheorie, wobei nur verwiesen sei auf die „Forschungsstelle für Theoretische Pathologie", die sich neben der „Natur des Organismus" nahezu völlig vergessene Phänomene wieder zum Gegenstand der Forschung macht: so die „Zeit", die „Umwelt", den „psychosozialen Kontext", das „normative Bezugssystem" und damit genau jene Kategorien, die schon PARACELSUS als „die fünf Fürsten" bezeichnet und sehr souverän in seine Anthropologie eingebaut hatte.

Bevor wir uns dieser „Medizinischen Anthropologie" zuwenden, sollten wir einen Blick werfen auf Leben und Werk des PARACELSUS wie auch auf die vielfach verschlungene Wirkungsgeschichte des Paracelsismus. Es hat sich dabei als unerläßlich erwiesen, systematischer auf die Methodik HOHENHEIMS einzugehen, wobei wiederum die „Echtheitsfrage" zu einem besonderen Thema werden mußte.

Teil 1
Leben – Werk – Wirkung

Leben – Werk – Wirkung

Mit dem Jahre 1500 scheint eine Neue Welt angebrochen, eine Neue Zeit! Die Feste Granada ist gefallen und auch Konstantinopel. KOLUMBUS entdeckt Amerika, und KOPERNIKUS stellt jene Sonne ins Zentrum des Alls, die KARL V. in seinem Reiche nicht mehr sinken sah. LEONARDO DA VINCI entwirft Flugmaschinen und MARTIN LUTHER seine Thesen. Die erste große ARISTOTELES-Ausgabe in griechischer Sprache wird in Venedig abgeschlossen, und ERASMUS VON ROTTERDAM schreibt neben dem „Lob der Torheit" seinen „Tugendspiegel für die Jugend". Im Titel eines Flugblattes erscheint zum ersten Male das Wort „Zeitung". Die Fugger haben soeben zu Augsburg eine offene Handelsgesellschaft gegründet und mit ihrem „Welthandelshaus" den Grund gelegt zu jenem ökonomischen Zeitalter, das unter den ökologischen Gleichgewichtsverlusten unserer Tage soeben zu Ende geht.

Mitten in diesem Wirbel dieses Übergangs vom Mittelalter auf die Neuzeit treffen wir immer wieder auf den Namen des PARACELSUS, der mit seiner Unruhe die eigene Generation wie die ganze jüngere Geistesgeschichte in Atem gehalten hat. Abenteuerlich erscheint uns sein Leben, nicht weniger ungeheuerlich sein Werk. Man kommt nicht um ihn herum, man kommt nicht an ihn heran, man kommt aber auch nicht mehr von ihm los, wenn man ihm einmal begegnet ist. Es ist nicht einfach, über sein Werk etwas Gültiges oder Brauchbares vorzubringen; man kann es nur versuchen, in einem Versuch allerdings, der sich überall auf Quellen erster Hand stützen wird und der somit auch ständig angehen muß gegen das üble Klischee von jenem PARACELSUS, der über die Filme und die Romane und eine uferlose Literaturflut auch heute noch in unseren Köpfen spukt.

Auch PARACELSUS seinerseits hat sein Leben lang herumgehackt auf seinen Zeitgenossen und zumal über die Mediziner geschimpft, diese Geldpfaffen und Kälberärzte! Er hat sie Requiemsdoktoren geheißen und lausige Sophisten, hat gelästert über die groben Ruffeldoktoren der Hohen Schulen, die Galenischen Leviten und Polsterprofessoren, die in den Büchern der Alten rumpelten wie die Sau im Trog. Gewettert hat er gegen die Wolfsärzte und die gehörnten Bacchanten, gegen die Rezeptschreiber, denen das Doktorat anhange wie einem Bauern der Adel und an denen nichts sei als der Name und ein rot's Hütlein!

Nun war man in der damaligen Zeit nicht so zimperlich mit der wissenschaftlichen Polemik wie heutzutage. Und auch die Kritiker sind mit PARACELSUS keineswegs zart umgesprungen. Dreißig Jahre nach seinem Tod nennt der Heidelberger Professor THOMAS ERASTUS ihn eine Bestie, einen Genossen des Satans (socius diaboli), ein grunzendes Schwein und seine Schüler schlechtweg ein ungebildetes Eselspack (indocti asini).

In einem Traktat „Disputationum de nova medicina Philippi Paracelsi pars quarta et ultima" schreibt THOMAS ERASTUS (Basileae 1573, p. 12): „Quippe Magiae impiae culturos sunt plerique; omnes cum magistro suo Paracelsi sectatores: ideoque mirum videri non debet cuiquam, quod barbaris et in tartaro natis delectantur nominibus et characteribus". Und im ersten Band (1572) steht das lapidare Urteil: „Paracelsus fuit Magus".

300 Jahre später noch sehen Historiker in ihm nur den Trunkenbold und Marktschreier, einen gaunernden Kuppler und dabei selber Kastrat, einen zerlumpten Landfahrer und Quacksalber – fürwahr einen „homo monstruosus"! Ein Kliniker des frühen 19. Jahrhunderts konnte noch die Ansicht vertreten, man brauche nur ein paar Zeilen dieses PARACELSUS gelesen zu haben, um sich davon zu überzeugen, daß der Mann wahnsinnig war.

Und nur einer der großen Weisen des 20. Jahrhunderts, der Heidelberger Philosoph FRIEDRICH GUNDOLF, hat ausgerechnet diesen PARACELSUS zu den wenigen Ärzten der letzten Jahrhunderte gerechnet, deren Wort weitergewirkt habe über ihr Leben hinaus und bis in unsere Zeit hinein. Mit HUMBOLDTS „Kosmos" oder GOETHES „Universum" hat GUNDOLF die Welt des PARACELSUS verglichen; sei doch „von allen Wissenswegen sein viel verdeckter und verdunkelter dem des Naturforschers Goethe am meisten verwandt, bei aller Verschiedenheit der Maße, der Zeiten und der Person". Beide arbeiteten ein Leben lang an ihrem „Buch der Natur" und schufen damit wahrhaftig ein Bild von der Welt und vom Leben des Menschen.

Ein „Buch vom langen Leben" (de vita longa) soll er geschrieben haben, der Wanderarzt PARACELSUS, und ist doch selber nicht einmal 50 Jahre alt geworden. Vom Amt des Arztes hat er gepredigt wie niemand mehr seit HIPPOKRATES, um doch nur verschlissen zu werden als ein liederlicher Landstreicher. Die Medizin hat er zum Eckpfeiler der Universität machen wollen, aber niemand hat ihm das abgenommen bis zum heutigen Tage. Wer also war PARACELSUS?

1. Lehr- und Wanderjahre

THEOPHRASTUS VON HOHENHEIM wurde Ende des Jahres 1493 in der Nähe der Teufelsbrücke bei Einsiedeln im Kanton Schwyz geboren. Im September 1541 ist er zu Salzburg unter mysteriösen Umständen verstorben. Dazwischen liegt dieses kurze, gedrängte, so dramatisch bewegte wie auch faszinierende Leben auf Wanderschaft.

Wozu sich ein Mensch in erster Linie zu bekennen hat, das ist seine Herkunft und seine Kindheit. Man merkt es einem alle Tage an, woher einer stammt –: das ist auch heute noch die Erfahrung jeder ärztlichen Sprechstunde und der Kern aller Anamnese. Wie wichtig ist einem Menschen sein Geborenwerden! Er braucht dazu keine Sternstunde; denn seine Mutter, sagt PARACELSUS, das ist „sein Stern und sein Planet" (I, 179).

Welche Gnade auch für einen Menschen, einfach geboren zu werden und ärmlich erzogen zu sein! Wie viel der Gnaden, „daß wir in Armut und Hunger unsere Jugend verzehrt haben"! Von Natur aus sei er wahrlich nicht zu fein gesponnen und nicht in Seiden aufgewachsen. „Wir wurden auch nicht mit

Feigen erzogen, noch mit Met, noch mit Weizenbrot, aber mit Käs, Milch und Haberbrot: Das kann nicht subtile Gesellen machen! Zu dem, daß einem alle Tage anhängt, was er in der Jugend empfangen hat. Diese Art ist: nur sehr grob sein gegen die Subtilen, Katzreinen, Superfeinen. Denn diejenigen, die in weichen Kleidern und die in Frauenzimmern erzogen werden und wir, die wir in Tannzapfen erwachsen, verstehen einander nit wohl" (XI, 151).

Bewußt berühmt sich PARACELSUS auch seiner ländlichen Sprache, „da ich mich keiner Rhetorik und Subtilitäten rühmen kann, sondern nach der Zunge meiner Geburt und Landessprache, der ich bin von Einsiedeln, des Lands ein Schweizer, soll mir meine ländliche Sprache niemands verargen. Ich schreib nicht von der Sprache wegen, sondern von wegen der Kunst meiner Erfahrenheit" (X, 199).

Mit dem achtjährigen THEOPHRAST zieht der Vater WILHELM BOMBAST VON HOHENHEIM 1502 nach Villach in Kärnten. Seinem Vater und seinen Lehrern bleibt er lebenslang verbunden. „Von Kindheit auf habe ich die Dinge getrieben und von guten Unterrichtern gelernt, die in der ‚adepta philosophia‘ die ergründetsten waren und den Künsten mächtig nachgründeten. Erstlich Wilhelmus von Hohenheim, mein Vater, der mich nie verlassen hat, dem nach und mitsamt ihm eine große Zahl" (X, 354).

Die werksärztliche Tätigkeit des Vaters und die Eindrücke in den Villacher Bergwerken haben Interesse und Phantasie des Knaben entscheidend geprägt. Die schichtartige Lagerung der Mineralien wird zu einem Bild für die vielfältig geschichtete Ordnung der Natur (III, 147). In dieser kosmischen Ordnung hat auch der Mensch sein „verordnet Wesen" (VIII, 110). Sein Glück liegt in nichts anderem, „denn Ordnung zu halten mit Wissentheit der Natur" (I, 181). Das damalige Bergwerkswesen umfaßte die Hüttenchemie, eine Feuerwerkerei und die geheimnisumwitterte Alchimie. Die Scheidekunst kannte die Verhüttung von Kupfer, Silber, Blei oder Eisen, verschiedene Schmelzverfahren sowie die Zementierung: das Glühen von Eisen mit kohlenstoffhaltigen Substanzen wie Leim oder Horn. Die Feuerwerkerei befaßte sich mit der Praxis der Schießtechnik, dabei auch der Analyse von Salpeter, Schwefel und Kohle. Weit verbreitet war damals das „Feuerwerksbuch" des ABRAHAM VON MEMMINGEN.

Unter Alchimie verstand man die später vielfach spekulativ entartete Legierungstechnik, die zu Unrecht den Namen einer „Goldmacherkunst" trug. Neben der Transmutation der Metalle dominierten in der Arzneikunst die Lösungs- und Fällungsmittel, die Färberei und die Tinkturen, die Herstellung von Seifen oder Abführtränken. Aus solchen Kenntnissen, Techniken und Erfahrungen mußte PARACELSUS nach und nach zu einer eigenen Synthese der chemischen Wirkkräfte kommen.

Unter seinen Lehrern erwähnt THEOPHRASTUS namentlich den Bischof SCHEIT von Settgach, einen Bischof ERHARD von Sankt Andrä im Lavanttal, den Bischof MATTHÄUS SCHACHT von Preisingen sowie einen umstrittenen Abt von Spanheim, hinter dem man den berühmten JOHANNES TRITHEMIUS vermutet.

Um das Jahr 1510 beginnt der junge HOHENHEIM in der Absicht, Arzt zu werden, das Studium der Artes liberales, sehr wahrscheinlich in Wien. 1513 finden wir ihn an der Universität Ferrara, wo damals NICCOLÒ LEONICENO

(1428–1524) und GIOVANNI MANARDO (1462–1536) lehrten. 1516 kommt er zum Abschluß des Medizinstudiums in Ferrara, vermutlich mit Promotion.

Ein so langes Studium erscheint PARACELSUS unerläßlich. Der Arzt muß ein ständiger „parabolanus" sein, um stetig die Welt zu erkunden. Die alten Ärzte aber, sie hocken da an einem Ort wie ein Bleiklotz, daß es Gott erbarme. Und die Jungen, sie wollen mit 24 Jahren schon Doktor sein und als ein „unzeitiges Kalb", eine „halbfertige Geiß", die Hohe Schule verlassen. „Wie kann aber einer in so wenig Jahren, in dreien, höchstens in fünfen, studieren, daß er ein Doktor mög' werden? Kann er wohl philosophieren oder Astronomia wie Alchimia erfahren, und darnach Physica? Es mag nit möglich sein!" (X, 379).

Eine Weile noch sieht sich THEOPHRAST um in Venedig, Bologna, Florenz, in Siena und in Rom. Aber das scholastische Curriculum behagt ihm immer weniger. „Da verließ ich der alten Skribenten Bücher und Schriften mitsamt ihrem Geschwätz, das da pflegen die von den hohen Schulen" (I, 379). Einen anderen Lehrer sucht er nun auf: die große Natur, „und die Augen, die in der Erfahrenheit ihre Lust haben, dieselbigen seien deine Professores"!

Über Andalusien und Lissabon, über Santiago de Compostela und die alten Pilgerstraßen kehrt er in das Frankenreich zurück und bereist den Norden Europas. Wir finden ihn in Brügge, Löwen und Antwerpen. Von dort stammt sein Bekenntnis: „Da kannst du auf den Marktplätzen mehr lernen als in den deutschen und welschen Hochschulen". Er bereist die skandinavischen Länder und nimmt 1520 am dänischen Feldzug gegen Schweden teil.

Bei diesem „dänischen Krieg" handelte es sich um eine Strafexpedition des dänischen Königs CHRISTIAN II. gegen die rebellischen Schweden, welche die Kalmarer Union lösen wollten. Im Jahre 1520 hatte CHRISTIAN Stockholm erobert, so daß PARACELSUS mit Recht von einem „Stockhalma in Denmark" (X, 96) schreiben konnte. Nach weitläufigen Fahrten durch Osteuropa, über Brandenburg, Ostpreußen, Polen und „Litauen" (womit die Westukraine, Siebenbürgen und Kroatien gemeint sind), kehrt THEOPHRASTUS im Jahr 1524 über Dalmatien und Venedig nach Villach zurück und versucht, sich in ärztlicher Praxis in Salzburg niederzulassen. Er gerät in Verdacht, mit den aufständischen Bauern zu sympathisieren und läßt sehr bald schon wieder ab von seiner Praxis.

Wegen der anhaltenden Bauernunruhen muß PARACELSUS aus Salzburg fliehen, treibt sich um im schwäbischen Land, in Wildbad, Liebenzell, Hirsau und wird schließlich abermals ansässig, diesmal in Straßburg. Er tritt in die „Zunft der Luzerne" ein, der Müller und Wundärzte, wie ein Eintrag im Bürgerbuch unter dem 5. Dezember 1526 bezeugt: „Theophrastus von Hohenheim, der Artzney Doctor, hat das Bürgerrecht kaufft".

Soweit zu den ersten Lehrjahren, die – nach guter scholastischer Tradition – immer auch mit Wanderjahren verknüpft waren. In späteren Schriften ist PARACELSUS immer wieder auf dieses sein „Curriculum" zurückgekommen, eine wirkliche Laufbahn, voll mit Reflexionen über die Medizin seiner Zeit.

Bereits die ersten Lehrschriften atmen denn auch den missionarischen Eifer des Reformers: „Ich wills euch dermaßen erläutern und vorhalten, daß meine Schriften bis in den letzten Tag der Welt bleiben und wahrhaft sein müssen, die euren aber werden voller Galle, Gift und Schlangengezücht erkannt werden und von den Leuten gehaßt werden wie die Kröten" (VIII, 200). Aus dem archaischen

Urgrund sieht PARACELSUS die großen Urstoffe der Welt hervorquellen: Salz, Quecksilber, Schwefel. Über die physikalischen Prinzipien aber dominieren bald schon (wie übrigens auch in der jonischen Naturphilosophie) die organischen Prozesse.

Die Biologie rangiert *vor* der Mechanik – ein Grundprinzip, das uns freilich nur wider den Strich ins Ohr geht, uns Medizinern jedenfalls, die wir seit dreihundert Jahren gewohnt sind, den Organismus rein mechanistisch zu explizieren. So überzeugt ist PARACELSUS von seiner Wahrheit, daß er noch nach seinem Tode richten will über die Widersacher: „Und wenn ihr schon meinen Leib fresset, so habt ihr nur Dreck gefressen: der Theophrastus wird mit euch kriegen auch ohne den Leib" (VIII, 201).

PARACELSUS polemisiert gegen das Großreden und Schwätzen der Afterärzte, „die wollen hoch und mächtig angesehen werden und brauchen große Rede und Geschwätz, nichts als eitel Berühmen und Geuden, und ist doch nichts daran. Es ist mit ihnen gleich wie mit dem Psallieren der Nonnen. Dieselbigen Nonnen brauchen des Psalters Weisen und treiben Gesang und weiter weder Gickes noch Gackes. So ist's mit den Ärzten auch; sie schreien und treiben die Weise für und für, und wie eine Nonne manchmal ein Wort versteht, danach zehen Blätter lang nichts mehr, also sind auch diese Ärzte" (VIII, 202).

Weiaßte Entwürfe sind diesen Wanderjahren zu verdanken, so der Herbarius, ein Buch über die Steinkrankheiten, balneologische Schriften und die „Neun Bücher der Archidoxis", die freilich samt und sonders erst in den 60er und 70er Jahren des 16. Jahrhunderts gedruckt wurden. Im Prolog zu den Archidoxen betrachtet PARACELSUS rückblickend sein Elend und die ganze Verlassenheit, die vielen beschwerlichen Herbergen und den Hunger unterwegs, so viel schmähliche Umstände in der näheren Umgebung, und dies alles ist ihm so dicht auf den Leib geschrieben, daß er nicht zum Grünen noch zum Aufrichten komme, wahrhaftig: ein „homo, glebae adscriptus"!

Mit einem eigenständigen wissenschaftlichen Programm kam PARACELSUS im Jahre 1527 nach Basel. Zwischen 1460 und 1534 hatte die Universität nur *einen* ordentlichen Lehrstuhl, der damals mit OSWALD BAER (1482–1567) besetzt war; jedoch durften alle Doctores der Stadt eigene Vorlesungen halten und bildeten somit die Fakultät. PARACELSUS erhält Anstellung als Stadtarzt mit dem Recht, Vorlesungen zu halten. Er liest über Spezielle Pathologie und Therapie sowie über chirurgische Krankheiten.

PARACELSUS kündigt an, er würde nicht aus alten und längst überholten Autoren dozieren, sondern seine eigene, auf Erfahrung beruhende Lehre vortragen. So heißt es in dem lateinischen Flugblatt, das PARACELSUS am 5. Juni 1527 als seine „Intimatio" veröffentlichte. Er fühlte sich als ordentliches Mitglied der Fakultät, auch wenn er sich nie in die Matrikel eingeschrieben hat, es auch für unnötig hielt, die Fakultät um eine „Venia legendi" und das Recht zur Promotionsvergabe zu bitten.

PARACELSUS las zunächst „De Gradibus", eine Rezeptlehre nach GALENIschem Schema, sowie in deutscher Sprache über chirurgische Krankheiten. Eine weitere Vorlesungsreihe über die Syphilis fand nicht mehr statt. Am 24. Juni kam es zu der schon fast legendär gewordenen Baseler Bücherverbrennung: „Ich hab die Summa der Bücher in Sanct Johannis Feuer geworfen, auf daß alles

Unglück mit dem Rauch in die Luft gehe, und also ist gereinigt worden die Monarchei, und sie wird von keinem Feuer mehr gefressen werden" (VIII, 58). Mit dieser Summa ist sicherlich nicht der „Canon Avicennae" gemeint, wie man immer wieder lesen kann, sondern eher der handliche „Summulator" des MESUË.

Es kommt zu heftigen Konflikten mit der Fakultät, mit dem Magistrat, mit den Kollegen, auch mit den Studenten. PARACELSUS bleibt selbstbewußt und wird immer selbstherrlicher, wie aus einem Brief an den befreundeten Stadtarzt CHRISTOPH CLAUSER nach Zürich hervorgeht, wo es heißt: „So wie die Araber ihren Avicenna hatten, die Pergamener den Galen, Italien seinen Marsilius, so hat mich das glückliche Germanien zu seinem unentbehrlichen Arzt bestimmt" (IV, 71). Immer systematischer wird dabei aber auch die Position des THEOPHRASTUS erschüttert.

Im November 1527 war der Buchdrucker FROBEN verstorben, in dessen Haus ERASMUS VON ROTTERDAM und OEKOLAMPADIUS verkehrten, auch der jüngere HOLBEIN und die Brüder AMERBACH. In dem angesehenen Druckherrn ging ihm ein wohlgesonnener Gönner verloren. Hinzu kamen Honorarforderungen, die von dem geheilten Basler Kanonikus CORNELIUS VON LICHTENFELS nicht eingehalten wurden. PARACELSUS reizt die Behörden, die Kollegen, die Schüler. Eine Verhaftung wegen „Aufsässigkeit" droht. PARACELSUS muß fliehen!

Der Weggang aus Basel gleicht einer Flucht bei Nacht und Nebel; Ruhe findet er erst wieder bei LORENZ FRIES in Kolmar, wie aus einem Brief vom 28. 2. 1528 an BONIFATIUS AMERBACH nach Basel hervorgeht: „Welche Maßregeln das feindliche, früher mein Basel (adversa Basilea, olim mea) gegen mich ergriffen hat, ist mir noch völlig unbekannt. So groß war der Meeressturm gegen mich, daß ich dort nicht mehr sicher war. Diesem Sturm entfloh ich, Sicherheit suchte ich, leidlich ruhige Tage" (VI, 35). Es waren nur wenige leidlich ruhige Tage, die er in Kolmar fand, ehe es ihn weitertrieb auf die große Wanderschaft.

2. Ärztliche Erfahrung auf Wanderschaft

Aus der Hoffart und Unfruchtbarkeit der akademischen Ziergärten sieht PARACELSUS sich verpflanzt in einen andern Garten, transplantiert auf die Äcker der Notdurft, in den Garten der Erfahrenheit (VII, 373). In Kolmar beginnt er die erste große Syphilisschrift niederzulegen, verbittert, gedemütigt, aber ungebrochen: „Darum aber, daß ich allein bin, daß ich neu bin, daß ich deutsch bin, verachtet drum meine Schriften nit und lasset euch nicht abwendig machen. Denn hier herdurch muß die Kunst der Arznei gehen und gelernt werden und sonst durch keinen andern Weg nit" (VIII, 201).

Ein Jahr darauf finden wir THEOPHRASTUS VON HOHENHEIM in Esslingen und Nürnberg. Die Schrift „Von Ursprung und Herkommen der Franzosen" wird vollendet und erstmals mit dem Autorennamen versehen, der zum Ruhm der Welt wurde: PARACELSUS! Und doch ist dieser Name immer noch als der große Unbekannte anzusehen auch in einer Zeit, wo es nur so wimmelt von Paracelsus-Kliniken und Paracelsus-Apotheken, von Paracelsus-Bädern und ParacelsusMedaillen und Paracelsus-Ringen, Paracelsus-Gesellschaften wie auch internationalen Paracelsus-Tagungen. Nicht einmal der Name selber ist uns klar geworden. Vermutlich bedeutet PARACELSUS nicht „Über Celsus hinaus", sondern eher die simple Latinisierung seines Familiennamens nach der Mode der Zeit.

Im Jahre 1530 kommt der Wanderarzt in Beratzhausen vor Regensburg zu einer längeren ruhigen Arbeit. Hier, im Schloß des Freiherrn HANS BERNHARD VON STAUFF, erfolgt die letzte Bearbeitung des Buches „Paragranum", das auch den Untertitel trägt „Liber quattuor columnarum artis medicae" (VIII, 133). Im Vorwort erscheint abermals der alte Fluch auf die Schulmedizin und ihre Opfer: „Sollten die Kranken, die ihr erwürgt, wieder aufstehen und auch weiter wie im Leben die Zucht beweisen, sie würden euch auf die Nasen scheißen und auf euren Fürsten Aboali Abinschini" (VIII, 139).

Mit seinem Buch Paragranum will PARACELSUS den Grund der Arznei legen, jenen Grund, „ohne den kein Arzt wachsen mag". In diesem Werk will er sich soweit entblößen, „daß endlich mein Herz männiglich soll offenbar werden", damit alles Vornehmen sich verwirkliche, „den Kranken zu Nutze" (VIII, 51). Hier geht PARACELSUS übrigens auch näher auf das dumme Gerede ein, das ihn - wie heute noch - zu einem Luther der Medizin machen möchte. „Ich bin Theophrastus, nit Lutherus. Lutherus verantworte das Seinige, ich werde das Meinige auch bestehen" (VIII, 38). Und noch einmal: „Ich bin nit Lutherus, ich bin Theophrastus und bin der Theophrastus, den ihr zu Basel Cacophrastus geheißen ... Du weißt wohl, ich laß Lutherum seine Dinge verantworten; ich will das Meinige selbst verantworten" (VIII, 43).

Die folgenden Jahre finden wir ihn wieder auf der Wanderschaft, von Regensburg über Nördlingen nach St. Gallen, wo er sich für längere Zeit niederläßt. Das ist die Epoche, wo der Arzt PARACELSUS „in andere Händel gefallen" (X, 20), um sich mehr und mehr in theologische Probleme zu vertiefen. Die Zweifel an seiner Berufung wachsen. Nach intensiven Diskussionen mit Theologen schreibt er die „Auslegung der Psalmen" und andere theologische und sozialkritische Schriften nieder, die von dem Motto getragen sind: „Selig und mehr denn selig ist der, dem Gott gibt die Gnade der Armut". Immer wieder von neuem lobt er seinen Gott, „daß wir in Armut und Hunger unsere Jugend verzehrt haben und freuen uns des Tags des Ends unserer Arbeit und der Ruhe" (XIII, 249).

Das Ende der Tagesarbeit, die Ruhe des Feierabends war noch nicht abzusehen. Um 1533 gibt PARACELSUS in seiner „Großen Wundarznei" rückblickend noch einmal die Quintessenz seiner Bildungsgeschichte, die ihn immer wieder zurücktreibt in die Medizin. „Nichts hab' ich verhalten, was in ein kurzes Compendium gehört", schreibt er in der Vorrede zum Pestbüchlein (1534). „Wiewohl mich das gegenwärtige Jahr in ein ungeduldiges Elend getrieben; denn Gunst, Gewalt und die Hundsketten waren mir zu schwer überladen, aus welchem Zwang heraus ich fremde Land behend zu besuchen gezwungen war" (IX, 561).

Die fremden Lande, sie liegen nun am Bodensee, im Appenzellerland, im Tirolischen, zwischen Innsbruck und Sterzing. Und weiter im Pestbüchlein: „Aber du Leser, meines Elends halber hab' keine Acht, laß mich mein Übel selber tragen ... Wie geschah aber mir? Wie einem, der sich unter die Kleien mischt und den die Säue fressen! Zwei Gebresten hatt' ich an mir an demselben Ort: meine Armut und meine Frömmigkeit ... Also ward ich in Verachtung abgefertigt" (IX, 562).

Es ist das Jahr 1534, in dem sein Vater WILHELM VON HOHENHEIM in Villach starb. Das Büchlein vom Bade Pfeffers wird geschrieben. Wenig später liegt auch die große Wundarznei vor. Was bleibt, ist bei aller Unrast das treue Bekenntnis zu seinen Kranken: „Unser Krieg ist lange gegangen gegeneinander. Sie trieben mich aus Litauen, danach aus Preußen, danach aus Polen, war nicht genug. Ich gefiel den Niederländern auch nicht, den Universitäten nicht, weder Juden noch Mönchen. Ich dank' aber Gott, den Kranken gefiel ich" (VI, 180).

Ein letzter Versuch zur Niederlassung, unter der Schirmherrschaft des neuen Bischofs Herzog ERNST VON BAIERN, wird im August 1540 unternommen. Ende September 1541 bereits diktierte PARACELSUS im Kleinen Stübel des Wirtshauses „Zum weißen Roß" seinen letzten Willen, „schwachen Leibs auf einem Reisebett sitzend, aber der Vernunft, Sinnen und Gemüts ganz aufrichtig". Zum Erben seiner nachgelassenen Hab' und Güter benennt er „arme, elende, dürftige Leut, die da keine Pfründ noch andere Fürsehung haben", wobei man weder Gunst noch Ungunst berücksichtigen möge, „sondern allein die Notdurft und Gebrechen derselbigen armen Personen ansehen". Drei Tage nach diesem Testament, am 24. September 1541, stirbt er und wird noch am gleichen Tage auf dem Armenfriedhof von Sankt Sebastian zu Grabe getragen.

3. Zur Wirkungsgeschichte

Die erste Drucklegung einer PARACELSUS-Schrift erfolgte 1527 in Form eines fliegenden Blattes: das sogenannte Programm der Basler Vorlesungen, die „Intimatio Theophrasti, Basileae publicata". Bei PEYPUS in Nürnberg wurde 1529 der Traktat „Vom Holtz Guaiaco gründlicher heylung" veröffentlicht; 1530 folgte „Von der Frantzösischen krankheit", die berühmte Syphilis-Schrift. In den folgenden Jahren kamen einige prognostische Schriften in den Druck, meist unter Titeln wie „Practica" oder „Prognosticatio".

Dem kleineren Traktat „Von dem Bad Pfeffers" (1535) folgte 1536 die Ulmer Erstausgabe der „Grossen Wundartzney", nahezu gleichzeitig die Augsburger Ausgabe bei HEINRICH STEINER, mit dem „Vorbehalt eigener Korrektur"; ein Jahr darauf erschien das zweite Buch. Das ist alles, was es zu Lebzeiten des THEOPHRASTUS VON HOHENHEIM an Paracelsus-Schriften gab!

Zwischen 1549 und 1557 kam es zu zahlreichen Neudrucken und Bearbeitungen, vornehmlich der chirurgischen Schriften, bald auch zum Druck des „Labyrinthus medicorum errantium" und des „Pestbüchleins" nach handschriftlichen Vorlagen. Um 1560 erst setzte die Herausgabe des handschriftlichen Nachlasses ein, mit Sonderausgaben von BODENSTEIN, DORN, TOXITES und anderen Bearbeitern, die das Originalwerk bereits weitgehend verwirrt und verwässert hatten.

Den ersten Versuch einer Sammelausgabe machte 1575 der Basler Verleger PETER PERNA mit einer lateinischen Ausgabe in zwei Bänden („Operum latine redditorum") mit über 1700 Seiten aus 26 verschiedenen Schriften. PERNAS Geschäftsnachfolger KONRAD WALDKIRCH besorgte darüber hinaus im Jahre 1585 die „Cheirurgia Theophrasti Paracelsi". Wenige Jahre später, zur Herbstmesse 1590, konnte JOHANNES HUSER die berühmte Quartausgabe in zehn Bänden vorlegen (mit ca. 4800 Textseiten). Wieder ein Jahrzehnt später übergab dann

LAZARUS ZETZNER in Straßburg das gesamte - medizinisch-chirurgische wie naturphilosophische - Werk des PARACELSUS in drei mächtigen Foliobänden (1603 bis 1605) der Öffentlichkeit.

Am Ende des 16. Jahrhunderts bereits stellte sich dabei zunehmend das Bedürfnis heraus, die Terminologie der Paracelsistischen Denk- und Sprechweisen in eine verbindliche Ordnung zu bringen. So stellte HIERONYMUS REUSNER seiner Ausgabe „Etliche Tractate Philippi Theophrasti Paracelsi" (1582) eine Erklärung der wichtigsten Termini technici voraus. Systematischer versuchten dies GERHARD DORN mit seinem „Dictionarium Theophrasti Paracelsi" (1583) und MARTIN RULAND mit seinem „Lexicon Alchimiae sive dictionarium alchemisticum" (1612). Als Höhepunkt dieser lexikographischen Einführungen kann das „Lexicon chymicum" des GULIELMUS JOHNSON (London 1652) angesehen werden (Lexicon chymicum Cum Obscuriorum Verborum, Et Rerum Hermeticarum. Tum Phrasium Paracelsicarum).

Die erste umfassende Ausgabe der Schriften HOHENHEIMS wurde demnach erst am Ende des 16. Jahrhunderts besorgt, und zwar von dem schlesischen Mediziner und Kölnisch-Kurfürstlichen Rat JOHANNES HUSER, der sie in den Jahren 1589/90 bei CONRAD WALDKIRCH zu Basel in den Druck gab. HUSER erwähnt ausdrücklich, daß er sich hierbei auf Autographen der Bibliothek auf Schloß Neuburg an der Donau gestützt hat, so daß man hier - wie auch aus anderen Quellen belegt - eines der ersten Zentren des Paracelsismus vermuten darf (vgl. TELLE, 1974). In Neuburg war es vor allem der Bibliothekar und Buchdrucker HANS KILIAN, der dann auch die junge paracelsische Richtung am Hofe OTTHEINRICHS in Heidelberg inspirierte und unterstützte, vor allem die mit dem Namen HOHENHEIMS damals bereits verknüpfte pragmatisch-alchymische Richtung. Hier gilt PARACELSUS bereits als der Stifter einer neuen Wissenschaft, als der hermetisch erleuchtete „magus" und ein „miraculum mundi" (TELLE (1974) 49).

Gegen Ende des 16. Jahrhunderts erst wird das dem PARACELSUS nur unterlegte Gedankengut weiter verbreitet. So bringt GERHARD DORN in seiner „Medicina coelestis sive de signis Zodiaci et mysteriis eorum" (1570) unbedenklich Teile der Pseudo-Paracelsischen „Archidoxis magica". Weite Bereiche dieser Astromedizin fanden Eingang auch in GERHARD DORNS „Dictionarium Theophrasti Paracelsi" (1583). Nach kaum einem Jahrhundert humanistischer Editionstechnik ist das eigentliche „Corpus Theophrasti" nicht mehr zu erkennen!

Schon bald nach des PARACELSUS Tod (1541) setzte eine lebhafte Sammlertätigkeit nach Schriften HOHENHEIMS ein, in erster Linie nach brauchbaren Rezepten, was den pragmatischen Charakter der frühen Rezeption zu unterstreichen scheint. PARACELSUS war, so dürfen wir vermuten, in dem Ruf gestorben, im Besitz geheimnisvoll wirkender Heilmittel gewesen zu sein. Es ist wahrscheinlich, daß bereits im 16. Jahrhundert eine Generation von Ärzten herangewachsen war, die durchaus die alchymischen Impulse des PARACELSUS biochemisch fruchtbar zu machen verstand, worauf eine Reihe von brauchbaren Arzneirezepten hinweist (vgl. SCHNEIDER, 1982). Gleichwohl konnten mit dem 17. Jahrhundert erst Paracelsische Heilmittel offiziell akzeptiert werden.

Die frühe Rezeptionsgeschichte des Paracelsischen Corpus ist mehrfach dargestellt worden, so von SUDHOFF (1894), PAGEL (1958), DEBUS (1973; 1977).

Hervorgehoben zu werden verdienen nur einige charakteristische ideologische Züge. Unter Berufung auf den „Labyrinthus medicorum errantium", der bereits 1553 in den Druck kam, orientierten sich die frühen Paracelsisten an einer doppelten Autorität, verkörpert durch das Buch der Natur und die Heilige Schrift – ein geistesgeschichtlicher Duktus, der sich bis in das 18. Jahrhundert verfolgen läßt. Eingewebt in das pragmatische Konzept wurden von vornherein aber auch Spekulationen aus neuplatonischer Überlieferung wie auch religiöser Mystik, die dem System der Medizin HOHENHEIMS bald schon ein spekulatives Übergewicht verleihen sollten. So sehr deutlich bereits bei PETRUS SEVERINUS in seiner „Idea Medicinae Philosophicae", erschienen 1660 in Den Haag.

In diesen Überlieferungsstrang gehören zahlreiche weitere Traktate des 16. und 17. Jahrhunderts. Erwähnt sei nur das „Coelum Philosophicum seu De secretis naturae Liber" des PHILIPPUS ULSTADIUS aus Nürnberg (Straßburg 1529), wo mit Pseudo-Geber vom „magisterium" die Rede ist und wie die Kunst „ad sanitatem et ad naturam meliorem" (p. 58ʳ) zu führen vermag. Als „activa portio scientiae naturalis" verspricht auch WECKER (1582) das Erreichen von Gesundheit, Glück und Macht, wenn er in seiner „Magia operatrix" die ganze Analogientechnik in einem magischen Weltbild voller Entsprechungen entfaltet. Metalle und Mineralien ebenso wie Pflanzen sind Emanationen der Elementarstoffe des Makrokosmos und werden daher auch therapeutisch verwandt. So ist das schwarze Blei, die Urmaterie der Metalle, eine Emanation des Planeten Saturnus. Wie der leidende Organismus ein Schlachtfeld kosmischer Kräfte ist, so wird er auch aus den gleichen Kräften geheilt.

Erwähnt werden sollte in diesem Zusammenhang auch die „Magna Alchemia" (1583) des umstrittenen Paracelsisten LEONHARD THURNEYSSER zum Thurn (1531–1596), der seine theoretischen Kenntnisse der Werke des PARACELSUS mit eigenen praktischen Fähigkeiten zu vereinigen verstand (vgl. SCHNEIDER, 1982). Auch THURNEYSSER bediente sich bereits weitgehend quantitativer Methoden, in der Erwartung, neue und bessere Heilmittel zu entdecken als sie der GALENIschen „Materia medica" zur Verfügung standen.

Als der wichtigste Vertreter eines solchen kreativen Eklektizismus kann ANDREAS LIBAVIUS (1550–1616) gelten, der – ähnlich wie DUCHESNE (1603) – mit großer Energie nicht nur die neuen Remedien, sondern die chemiatrische Methode verteidigte. Mit seiner „Alchimia" lieferte er ein erstes Handbuch der jungen chemiatrischen Richtung. LIBAVIUS vertrat in seiner „Alchymia triumphans" (1607) die Meinung, daß ein kluger Arzt künftighin weder den närrischen Pfaden der Galenisten folgen noch den verstiegenen Mystizismen der Paracelsisten vertrauen dürfe, sich vielmehr der methodisch vorgezeichneten Erfahrung überlassen müsse.

Als einer der letzten Nachfolger des PARACELSUS – mitten schon im Übergang ins 18. Jahrhundert – sollte noch SAMUEL RICHTER, der sich RENATUS SINCERUS nannte, zu Wort kommen, vor allem mit seiner Schrift „Theo-Philosophia Theoretico-Practica", die 1711 in Breslau erschien und 1741 in die Gesamtausgabe aufgenommen wurde. RENATUS SINCERUS steht noch ganz und gar in der Tradition der „hermetischen Kunst", wie bereits seine Erstlingsschrift „Die wahrhafte und vollkommene Bereitung des Philosophischen Steins" (1709) ausweist (vgl. ZIMMERMANN (1969) 105–128).

In seiner „Theo-Philosophia Theoretico-Practica" kann SINCERUS RENATUS, alias SAMUEL RICHTER, noch 1711 schreiben: „Der Archaeus ist allein der Medicus, hilfft der sich nicht selber, so wird das Medicament wohl vergebens sein". Das Medikament aber, es wird im Feuerprozeß erst zu einer „reinen Tinktur aus dem Paradies", zu einer Universalarznei, zum „Naturheiland", den wir im „Stein der Weisen" zu bilden haben. Auch hierbei geht es letztlich nicht um pragmatische Prozeduren und Remedien, sondern um das anthropologische Medium, das man finden muß in sich selbst. „Der Natur nach" bedeutet daher immer nur ein „Kenne dich selbst"! Ausführlicher dargestellt wird dieses Prinzip im Kapitel XII mit dem Titel: „Worinnen der Ursprung der menschlichen Krankheiten bestehe, und wie sie in dem menschlichen Cörper generiret werden: Zugleich, wie so wohl universaliter als auch particulariter selbige von einem Artzte könne gehoben werden".

Der Krankheitsprozeß erscheint in Analogie zur Geburt, genauer: als eine Abfolge von Ausgeburten. Voraussetzung zum Geburtsprozeß aber ist die Paarung, in der zwei zusammenkommen, um sich zu „imaginieren", zu „impressen", damit ein Drittes entstehen kann. Das Andere, ein „Contradictorium" oder „Widerwärtiges", wird als weiblich verstanden, die Vereinigung als ein Ziehen und Ringen, ein Untereinandergehen und Verschlingen, eine „Compaction" und „Coagulation", und daraus folgend die Schwängerung. Die Geburt, als das Dritte, ist dann die Einigung, erlebt als Leiblichkeit oder „körperliche Fassung", als „Temperanz". RICHTER fordert aufgrund solcher biologischer Urerfahrung am Schluß seiner „Theo-Philosophia" den Leser auf: „Der Natur nach! der Natur nach! Ohne deren augenscheinliche Anleitung wird niemand zur Wahrheit kommen".

Seit der Mitte des 17. Jahrhunderts setzte – wie wir sahen – eine Flut von Neudrucken ein mit immer phantastischer wuchernden Titeln. 1659 erscheint zu Amsterdam der Traktat „Theutschlandes Wohlfahrt", „dem menschlichen Geschlecht zum Besten, als ein hellscheinendes Licht auf den Leuchter gestellt". Das „Theatrum Chemicum" (1659), ein „Lexicon Chymicum" (1660), die „Magnalia Medico-Chymica" (1676) sind voll von Paracelsistischer Rezeptur. 1771 wird daraus der „Chymische Psalter" mit seinen philosophischen Grundsätzen vom Stein der Weisen. 1675 stellt sich „Der Anatomirte Tannenbaum" vor, als ein „kurzer, doch gründlicher Beweis, wie daß alle Länder, so mit Menschen bewohnet, ihre eigene Medicamenta, sowohl als die Nahrungsmittel bei sich führen". Um diese Zeit muß auch jener „Himmelstrank und Lebens-Elixier" erschienen sein, der sich einführt als „Werthvolle Geheimnisse zur Erhaltung und Wiederherstellung der Gesundheit sowie zur Verlängerung des Lebens bis zur höchsten Altersstufe".

Als „Zweyfacher Schlangenstab" des MERCURIUS bietet sich an eine „Glücks-Rute zu Paracelsi Chymischem Schatz" (1679), als „Lapis Animalis Microcosmicus" die „höchste Arznei aus der Kleinen Welt des menschlichen Leibs" (1681). Dem „Lapis Mineralis" folgt ein „Lapis Vegetabilis" und schließlich die „Schatzkammer der Natur" selber, die aufklärt über den Baum des Lebens wie auch der Erkenntnis Gutes und Böses. Ein weiteres „himmlisch güldenes Schatzkämmerlein" kommt 1682 in Frankfurt ans Licht mit dem abenteuerlichen Titel: „Thesaurinella Olympica Aurea Tripartita". Als „Paracelsi kleine Hand- und Denck-

Bibel" (1684) werden theologische Traktate samt einem Arcanen-Schlüssel angeboten. Und 1701 kann gar in Paris ein COMT BOMBAST, Ritter des Rosenkreuzes, seine Prophetie aus dem Jahre 1609 ausschreiben, wo es die Rosenkreuzer noch gar nicht gab.

Im Jahre 1709 ist erschienen das „Armantarium Sanitatis", die „Paracelsische Rüst-Kammer der Gesundheit". Seit 1746 häuft sich des PARACELSUS „Geheimnüß aller seiner Geheimnüsse", eine plumpe Anspielung auf das Pseudo-Aristotelische „Secretum Secretorum", 1770 noch mit dem Zusatz versehen: „Nach seiner eigenen Handschrift von einem unbekannten Philosopho treulich mitgetheilet".

Im Jahre 1771, mitten in der Blüte der Aufklärung, kann „Der Hermetische Nord-Stern" erscheinen, eine getreue Anweisung, „wie zu der hermetischen Meisterschaft zu gelangen". 1782 noch bringt ein „Hermetisches Museum" das alte „geheime und vollständige Wünsch-Hütlein Paracelsi". Und ein besonders aufgeklärtes Meisterstück bietet des „Theophrastus Paracelsus Natürliches Zauber-Magazin" (1771), worinnen man allerlei zu Lust und Nutzen findet, insbesondere auch „Oekonomische Künste" und „Curen an Menschen und Vieh", das Ganze eingerichtet „Zum Nutzen des Oekonomen"!

Auch das 19. Jahrhundert druckt noch des PARACELSUS „Haus-Apotheke" (1806; 1813) und seinen „Magischen Spiegel" (1806), „darin zu schauen die Zukunft Deutschlands und aller umliegenden Lande", „edler deutscher Nation an Herz und Seele gelegt durch Theophrast, genannt Teutonicus". Eine Streitschrift gegen das SCHELLING'sche Identitätssystem bekommt 1803 den schönen Titel: „Des Paracelsus Spinosiors Absolutes Ey", und in den „Blätter für höhere Wahrheit" konnte noch 1820 zu Frankfurt am Main des PARACELSUS Buch von den Nymphen, Sylphen, Pygmäen und Salamandern „in lesbarer Gestalt" in den Druck kommen.

Ein Kuriosum sollte schließlich nicht vergessen sein. Im Jahre 1869 publizierte ein Dr. PAULUS zu New York unter dem Titel „Magikon" des PARACELSUS „Wunderbare Prophezeiungen über das Papsttum und dessen baldiger Untergang", darüber hinaus aber auch eigene „Weissagungen über Amerika, über das Ende der Welt und das Erstehen der Neuen Erde". Unter Hinweis auf das „Neue Jerusalem" heißt es dann abschließend – echt „Paracelsisch"! –: Wehe über New York! Wehe über Europa! Hoch die große Weltrepublik! „Geschrieben im Oktober 1868".

In den zwanziger Jahren unseres Jahrhunderts erst hat KARL SUDHOFF die Medizinischen Schriften in 14 Bänden zusammengestellt, ohne durchgehende kritische Sichtung und ohne Kommentar. Die Theologischen Schriften werden zur Zeit von KURT GOLDAMMER herausgegeben. Die handliche Studienausgabe von WILL-ERICH PEUCKERT stellt lediglich den Pansophisten PARACELSUS vor und trägt einen allzu subjektiven Charakter.

Beurteilung der jüngeren Wissenschaftsgeschichte

Mit HIPPOKRATES hatte GIORDANO BRUNO (1584) den Arzt PARACELSUS verglichen und ihm eine höhere therapeutische Wirksamkeit zugesprochen als GALEN oder AVICENNA. Als Repräsentanten zweier Schulsysteme stellte LEIBNIZ (1677) GALEN und PARACELSUS gleichrangig gegenüber. In seinen Fragmenten der „Theologischen Physik" bringt NOVALIS den Namen THEOPHRAST PARACELS, der ihm zum Symbol wird für den Weg der Medizin zu einer „Elementarwissenschaft eines jeden gebildeten Menschen", zur „großen Kunst der transzendentalen Gesundheit".

In seinem Basler Vorplatoniker-Kolleg hat FRIEDRICH NIETZSCHE die urtümliche Gestalt des PARACELSUS erwähnt, die ihn an THALES erinnert. Und unter dem Aphorismus „Paracelsi mirabilia" läßt sich NIETZSCHE eines der erstaunlichsten Phänomene erzählen, jene Wahrheit nämlich, zu der man „nicht nur ein mutiges Herz wie ein Löwe" haben muß, sondern auch „die unschuldige Geduld eines Lammes". Die Talente „dieses außergewöhnlichen Mannes" hat vor allem GOETHE zu rühmen gewußt, und er hat dabei gewiß nicht nur an den Protagonisten zu seinem phantastischen Faust gedacht, sondern auch an den konkreten Kenner einer Farbenlehre von den Quellen her (1810).

In seinem physiologischen Lehrbuch (Leipzig 1810) schreibt KARL FRIEDRICH BURDACH hingegen: „Paracelsus (1500) von dunkeln Ahndungen der Natureinheit getrieben, und durch eine glühende Phantasie auf mancherley Abwege geleitet, entwarf ein astrologisch-chemisch-naturphilosophisches System, nach welchem Schwefel, Salz und Quecksilber, als die Elemente des menschlichen Organismus, durch den Archeus, oder das Lebensprinzip, welches ein Ausfluß der Gestirne ist, in ihren Verhältnissen erhalten und modifiziert werden".

Für J. W. PFAFF (1816) galt PARACELSUS als ein ganz besonderer Geist, „der umfassendste in natürlichen Dingen, kühner Schöpfer der chemischen Arzneykunde, Stifter muthiger Partheyen, im Kampf meist siegreich". Er habe zu den Geistern gehört, „welche unter uns die neue Gestalt bildeten im Denken über das natürliche Seyn der Dinge". Die Quintessenz dieses Welt- und Menschenbildes wird von PFAFF darin gesehen, daß drei Geister im Menschen leben und treiben, die ihre Strahlen in sein Wirken werfen: „Das eine ist der Geist der Elemente; das andere ist der Geist der Gestirne; das dritte ist der göttliche Geist". Aus den drei Geistern bilden sich - nach PFAFF - die drei Wissenschaften: die Physik, die Astrologie und die Theologie. Alle drei aber wirken im Menschen vereint: „alles was er vermag, was er leidet, was er erstrebt, was er denkt, was er lüstet, was er scheint, ist in ihrer Kraft. Die drei Geister wirken zusammen die Schicksale des Menschengeschlechts überhaupt, wie des einzelnen".

Kein Geringerer als RUDOLF VIRCHOW hat versucht, dem „gesunden Kern" gerecht zu werden, der in all diesen Kontemplationen über den „Begriff des Lebens" verborgen liegt. Dieser Kern habe sich bei HIPPOKRATES bereits entfaltet, da er für „Leben" den Begriff „physis" wählte. Noch für PARACELSUS habe die Natur - als „archaeus" mit ihrem „spiritus rector" - als belebt gegolten. Dieser Vitalismus fände sich noch im „System des Animismus" bei GEORG ERNST STAHL und habe viel dazu beigetragen, „selbst bis heute die Köpfe zu verwirren und zu verführen" (VIRCHOW, 1893).

Damit ist VIRCHOWS Urteil über die Konzeptionen einer derartigen „Theoretischen Pathologie" bereits vorgezeichnet: Während VESAL die Pathologie auf ihre anatomische Grundlage gestellt habe, indem er von der „Beobachtung der tatsächlichen Verhältnisse" ausging, forderte PARACELSUS die „Contemplation", berief sich auf metaphysische Konstruktionen und entfesselte so „unter seinen Nachfolgern einen wilden und vollkommen fruchtlosen Mystizismus". So RUDOLF VIRCHOW 1893 vor der Royal Society in London!

Im gleichen Jahr konnte AUGUST HIRSCH, der seine „Geschichte der Medizinischen Wissenschaften in Deutschland" (1893) ganz unter das Fortschrittskriterium von Rationalismus und Experiment gestellt sah, dem PARACELSUS einen wesentlichen Beitrag zugestehen, einen Beitrag für die „Neubegründung der Heilkunde auf dem Wege der Erfahrung, welche allein zu einer Erkenntnis der Wahrheit führt". Andererseits sieht HIRSCH den gleichen PARACELSUS wiederum der Kontemplation verfallen, da er sich mit seinem System zu sehr „in einem naturphilosophischen Mystizismus" verloren habe.

Nun lehrt schon jeder noch so kurze Einblick in das Schrifttum des PARACELSUS, daß man seiner Konzeption mit derartig verkürzten Alternativen nicht beikommen wird. Schon in seiner „Intimatio", die als sein Programm zu Basel gelten kann, hatte PARACELSUS erklärt: Nicht die „peritia linguarum" solle die Basis des Curriculum bilden, sondern eine „summa cognitio rerum". Er beruft sich gleicherweise auf „ingenium ac ratio" wie auch auf „experientia atque labor", wobei er sich sehr bewußt der traditionellen Formel von „experimenta ac ratio" bedient.

Und so haben auch wir wohl keine andere Chance, als an die Quelle zu gehen, was nur dann Aussicht verspricht, wenn man es gegen den Strom versucht und gegen alle öffentliche Meinung. Wir sehen keine andere Möglichkeit, das geistige Phänomen PARACELSUS zu übersetzen in unsere Zeit und unsere Zukunft.

Wir wollen daher – in einem methodologischen Präludium – die Gedankengänge des PARACELSUS zunächst einmal von den Texten her in ihren eigenen Denkkreisen verfolgen, um sie alsdann auf eine verbindliche Formel zu bringen. Wir dürfen dabei von jener Antithese von Erfahrenheit und Spekulation ausgehen, die auch PARACELSUS zeitlebens beschäftigt hat. Sie bringt uns am ehesten zu einer auch terminologischen Erklärung der Grundbegriffe vom „experimentum" und jener „experientia", die wiederum mit „scientia" und „sapientia" im Kontext steht. Erst danach können wir dem Topos von „experimenta ac ratio" näher treten, der unmittelbar überleitet in den großartig geschlossenen Paracelsischen Gestaltkreis von „Theorica" und „Practica".

Methodologische Präliminarien

Vorbemerkung

Bevor wir versuchen, die „Entienlehre" als Konzept einer Theoretischen Pathologie vorzustellen, dürften wir gut beraten sein, uns noch etwas näher umzuse-
hen in jenem „Haus der Medizin", das PARACELSUS auf „vier Säulen" begründen
wollte.

Ich möchte dabei weniger vom Theosophen und Alchimisten PARACELSUS
reden als vom Medikus, und ich sollte dies nicht in unserer wissenschaftlichen
oder dialektisch verwässerten Redeweise tun, sondern mit der kernigen und oft
auch derben, immer aber herzerfrischenden Sprache des PARACELSUS selbst.
Diese „Ursprache" ist freilich nicht so leicht zu finden, wo uns kaum eine au-
thentische Handschrift zur Verfügung steht und nicht einmal eine einwandfreie
Orthographie. Und dennoch scheint uns gerade diese Sprache, besser seine
Sprechweise, immer noch das beste Kriterium der Echtheit zu sein. Es ist keineswegs eine Frage des literarischen Stils, die den echten vom unechten PARACEL-
SUS unterscheidet, es ist eine Frage des geistigen Niveaus!

Was THEOPHRASTUS VON HOHENHEIM zeitlebens auf das leidenschaftlichste
bewegt hat, das ist eine Grundfrage, die auch heute nichts von ihrer Aktualität
eingebüßt hat, die Frage nämlich nach einer Legitimierung der Medizin, genauer: ob die Heilkunst eine Wissenschaft sei und wie man diese Kunst zu
begründen habe. Wie wohl je ein Arzt in diesem Ungewissen und Schwebenden
seines Verfahrens – beim Eingriff immerhin in die Integrität einer anderen
Person – mit seinem Patienten wie auch mit sich selber fertig werde, wie er wohl
eine Sicherung und Rechtfertigung finde bei so viel offensichtlichem Mißgriff
und Fehlgriff, bei allen Übergriffen auch im Eingreifen.

Daher das verzweifelte Eingeständnis: „Hab' oft von dieser Kunst gelassen
und mit Widerwillen in ihr gehandelt". Was sollte das auch schon für eine Wissenschaft sein: auf den Glauben gestellt in der Theorie und in der Praxis angewiesen auf den Zufall und oft nicht viel mehr als ein süß' Mißlocken des Pfen-
nigs. Und weiter und immer wieder: der Streit der Schulen, das Stroh der Lehrschriften, die Eitelkeit der Gelehrten, ihre Borniertheit und Intoleranz! Und als
Resultat: „Hab' dem viel nachgedacht, daß die Arzneikunst eine ungewisse
Kunst sei, die nicht gebührlich sei zu gebrauchen, nicht billig mit Glück zu
treffen". Und die Konsequenz: „Hab' abermals von ihr gelassen, bin in andere
Händel gefallen, jedoch wiederum gedrungen in diese Kunst" (X, 20).

Einen Grund aber finden wir bei diesem Vordringen nur, wenn wir „der Natur
nachgründen". Bald schon werden wir dabei erfahren, daß unsere Augen nicht

durch die Haut gehen, und das ist gut so, damit wir uns nicht zu sehr in Spekulationen verlieren, sondern gewaltig den Elementen nachgründen. Im Examen der Natur hat ein Arzt zu lernen; aus dem Licht der Natur erst gewinnt er seine Theorie.

Aus diesem umstrittenen Lebenswerk, das auch nach 400 Jahren keine kritische Beurteilung, nicht einmal eine kritische Ausgabe, erfahren konnte, möchte ich zunächst einmal einen Kern herausgreifen: die Theorie der Medizin. Nicht nur von den modernen Paracelsusforschung, sondern auch von besten Vertretern der neueren Geistesgeschichte – von TROELTSCH, DILTHEY und RANKE und selbst von FRIEDRICH GUNDOLF – ist der Theoretiker PARACELSUS einfach übersehen worden. Ein so bedeutender Historiker und Naturforscher wie ALBRECHT VON HALLER konnte 1777 schreiben, daß die Theoria dieses Mannes so wenig Gesichtspunkte bietet, daß es sich kaum verlohnen dürfte, auf ein so trockenes Gelände überhaupt nur einzugehen.

Gleichwohl möchte ich die These wagen, daß dieser Medizin nicht nur ein in sich geschlossenes System zugrundeliegt, sondern daß PARACELSUS es wohl gewesen sein dürfte, der zum letzten Male in der Geschichte der abendländischen Heilkunde eine verbindliche Theorie der Medizin hat vorlegen können – PARACELSUS, und nach ihm niemand mehr!

Bevor wir aber uns mit dieser „Theorie der Medizin" befassen, sollten wir einige methodologische Prinzipien bedenken, sein methodisches Leitbild vor allem, das man auf die Formel „experientia cum scientia" bringen könnte. Mit diesem Leitfaden kommen wir unvermittelt auf das „Gleichgewicht von Theorica et Practica" zu sprechen, das mir ganz wesentlich erscheint, ehe wir uns dem „Haus der Medizin" – gegründet auf „vier Säulen" – zuwenden.

1. Leitbilder einer „experientia cum scientia"

Der Topos von „ratio et experimentum" gilt in der modernen Wissenschaftsgeschichte immer noch als das Charakteristikum der fortschrittlichen Wissenschaft in der Neuzeit. Beide Pole dieser Topik finden sich indes bereits in verschiedensten Zeugnissen der älteren Geistesgeschichte und lassen sich auf das immer stärker dominierende Gleichgewicht von „Theorica et Practica" projizieren. Begriffe von „Ratio" wie auch „Experiment" durchziehen die gesamte Geschichte der Wissenschaften, und sie konkurrieren ständig miteinander. Dominiert die geistige Konstruktion über die unmittelbare Erfahrung, so entstehen nur zu leicht die Systeme. Setzen sich aber die Erfahrungen über die rationale Kritik hinweg, so verstricken wir uns allzu rasch in eine Ideologie.

Offensichtlich hat ein solcher Topos keine inhärente Struktur, bietet sich vielmehr als ein ideelles Gerüst an, das eine überraschend breite Modifizierung erlaubt und das man – analog dem Naturrecht – enger oder weiter fassen, oberflächlicher behandeln, aber auch immer wieder von neuem vertiefen kann. Es ist damit weniger ein Text gegeben als die Interpretation.

Das Wechselspiel von „ratio" und „experimentum" finden wir nun zu unserer Überraschung – und in einer erstaunlichen Verdichtung – auch im Werk des PARACELSUS. Es sind die Grundbegriffe von „experimentum" und „experientia", von „sapientia" und „scientia", denen wir zunächst einmal nachgehen sollten.

Die erkenntnistheoretische Arbeit im Vorfeld seiner Medizin leistet PARACELSUS mit seinem „Buch experientia", dessen Anfang zu suchen ist in der Weisheit. „Das höchste und erste Buch aller Arznei heißt Sapientia, und ohne dieses Buch wird keiner etwas Fruchtbares ausrichten. Und das ist Sapientia: daß einer wisse und nit wähne, so daß er alle Dinge verstehe und mit Vernunft gebrauche" (XI, 171).

„Scientia" bedeutet bei PARACELSUS immer eine klar durchdachte rationale Wissenschaft und eben kein hermetisches Geheimwissen! Die Werke des Arztes sind „augenscheinlich", die Dinge der Natur sind „offenbarlich" und kennen „nichts Verborgenes". Alles zeigt sich im „Licht der Natur", das heißt in den Phänomenen der großen Welt. So allein kommt man zur „scientia der arznei" (IX, 41f.).

Das bloße Experiment hingegen ist nur ein Irrgang mehr: „Versuchen ist nit die Praktik, Wissen ist die Praktik" (VIII, 358). Nur das führt zu einer „rechtgeschaffenen Theorica", was aus dem „Licht der Natur" und nicht aus den „erdichtenden Köpfen" geht!

Des Lebens Sinn ist demnach einzig und allein im Lichte der Natur zu finden, in der großen lebenslangen Erfahrenheit, im „examen naturae", um in der Welt da draußen nachzuforschen den natürlichen Dingen, „so der Augen Gesicht nicht begreift" –: „Auf das Auftun der Augen geht weiter mein Vornehmen, weil im Licht der Natur so heiter gezeigt wird, unsichtbare Dinge sichtbar zu sehen", offen-kundig! „Also kommt der Grund in unser Wissen und unsere Erkenntnis, weil alle Dinge einen Samen haben und im Samen alle Dinge beschlossen sind. Und die Natur ist der Fabrikator in die Figur, so gibt sie die Form, die das Wesen an sich selbst ist, und die Form zeigt das Wesen an" (XII, 177), das Wesentliche für unsere Kunst. „Die Kunst aber hat keinen Feind als allein den, der sie vermeinet zu wissen".

Die „Jungfrau Experientia" soll es demnach sein, welche die irrenden Ärzte aus dem Labyrinth herausführt, weil sie allein sich erleuchtet weiß vom Licht der Natur. Die Erfahrenheit im Licht der Natur macht erst den Arzt und seine Experienz, während alles andere nichts als die Weisheit eines Experimentators ist, die einem Arzt nicht weiterhilft (I, 151). „Denn wo nicht das Licht der Natur in einem Arzt wirkt, sondern das Flickwerk hinunter gesammelt wird, was ist ein solcher anders denn ein Experimentator, aus dem kein Arzt nimmermehr mag geboren werden". Experimente allein machen keinen Arzt: „Das Licht der Natur macht einen Arzt. Und so wenig du mit deinen Augen magst gehen von einem Land in das andere, also wenig magst du dich mit deinen Experimenten einen Arzt nennen" (I, 354).

Die Experimente mit ihren vieldeutigen Wegen und verwirrenden Versuchsgängen sind daher nur unvollkommen; erst die Experientia mit ihrem Wissen um die rechte Ordnung der Natur führt zur Scientia. „Wenn einer sagt: ‚Du, ich hab's oft versucht', dann gebt doch zu, daß das nur Experimentum ist und du ihm mit solchem bloßen Versuchen nit vertrauen darfst". Experientia erst führt zur Scientia! „Daraus folgt, daß ein jeglicher sein Donum und seine Scientia auf das Höchste bringen soll und sie auf alchimistisch in den höchsten Grad bringe" (XI, 194).

In seinen Kommentaren zu den Aphorismen des HIPPOKRATES ist PARACEL-
SUS den verschiedenen Positionen dieses Gestaltkreises zwischen „scientia" und
„experientia" systematischer nachgegangen. Im Anfang der Arzneikunst stand
die reine Erfahrenheit: Das eine Mittel laxiert, ein anderes konstipiert; was aber
und wie, das ist verborgen geblieben. Auf diesen langen Weg, wahrhaftig eine
„Ars longa", ist alle Heilkunst verwiesen. „Es ist angefangen worden zu suchen
im Anfang der Welt bis auf meine Zeit und ist noch kein End' gefunden. Die
Krankheit ist schnell, die Kunst ist langsam; dabei wird der Kranke versäumt"
(IV, 494).

Daher ist Erfahrung vonnöten und immer neues Versuchen, wobei man
allerdings dem „experimentum fallax" nicht zuviel vertrauen soll: „Denn es ist in
eines Arztes Hand wie das Herz einer Frau in der Hand eines Buhlers. Er meinet,
er hab's etwan, aber etwan nit; ihr ist nichts zu vertrauen. Also auch den Experimenten" (IV, 496).

Alles Experimentieren braucht daher einen Grund und einen Weg; beides
gibt die „scientia", jene „theorica medica" nämlich, die auf vier Säulen steht:
„Philosophia, Astronomia, Alchimia und Physica" (IV, 497). Jetzt erst steht die
Kunst auf einem Fundament. „Nun mag Hippokrates wohl sagen, daß die Kunst
lang sei; denn die vier Säulen der Arznei zu ergründen braucht eine Zeit". Nun
verstehen wir nur zu gut, warum die Arznei schnell, die Kunst langsam ist. „Das
macht der Irrgang, so in der Arznei ist" (IV, 494).

Während also das monomane Experiment immer „im Zaum gebunden"
liegt, geht die „Scientia" systematisch voran, und sie sollte nimmermehr mit
dem „experimentum fallax" verwechselt werden. Und während die experimen-
telle Erfahrenheit lediglich die Versuchsserien ordnet und die Beobachtungen
registriert, ordnet die rationelle Erfahrenheit ganze Tatsachenreihen und über-
prüft verbindlich das Beobachtete. „Das Experimentum ad sortem geht ohne
Scientia, aber Experientia hat die Gewißheit, wohin zu gebrauchen, mit der
Scientia. Denn Scientia ist die Mutter der Experienz, und ohne die Scientia ist
nichts da" (XI, 190).

Scientia ist somit eine äußerst produktive Kraft im Menschen, die als „augenscheinliche Erfahrenheit" evident wird; sie ist aber auch eine „Erfahrenheit mit
langer Zeit" (VIII, 368) und damit jene „geübte Praktik", die jedesmal neu durch
die Experienz bezeugt sein will, mehr durch „experientia" als durch „experimentum", das ja nur ein Mittel der Welterschließung ist und auch täuschen kann.
PARACELSUS hat eindringlich davor gewarnt, solchen Spiegelfechtern zu folgen,
und auch GOETHE hat in diesem Zusammenhang von „Spiegelfechtereien"
gesprochen!

Das bloße Experiment war für PARACELSUS nur ein Irrgang mehr im „Labyrinthus medicorum errantium"; denn: „Versuchen ist nit die Praktik, Wissen ist
die Praktik" (VIII, 358). Mit den Experimenten gebildet umzugehen, das erfor-
dert stets einen erfahrenen Mann: „Denn ein jegliches Experiment ist gleich
einer Waffe, die nach Art ihrer Kraft muß gebraucht werden, so wie ein Spieß
zum Stechen, ein Kolben zum Schlagen, also auch die Experimente" (VI, 456).

PARACELSUS versucht an seinen Leitbegriffen immer neu zu zeigen, daß die
Dinge in der Natur verordnet sind und warum man nicht mit ihnen spekulieren
sollte. „Allein dazu sind sie geursacht worden durch etliche Experimente und

Rationes. Ob aber das der Grund sei, lassen sie sich selbst verantworten. Das ist eine schlechte Säule setzen, hat einen schlechten Grund" (IX, 229).

Die Pluralität der Kausalzusammenhänge einer Wirklichkeit verbietet uns, den Weg des „experimentum" allein zu gehen, einer bloßen Einzelerfahrung, die wohl das eine so und das andre so ermittelt, ohne es jedoch auf die Stringenz einer „scientia" zu bringen. Dieses wirkliche Wissen leistet allein die Experienz, die daher stets mit der Scienz laufen muß; „denn ohn' scientia ist experientia nichts".

Als Beispiel für einen solchen Weg der Erkenntnis der Wirklichkeit dient der Birnbaum. Im Baum liegt von Natur aus, daß er Blüten trägt, Blätter macht und Birnen formiert. „Das ist nun eine große Kunst, daß in einem solchen Holz solche scientia sein soll" (XI, 191). Diese Natur-Sicherheit haben wir Menschen nämlich nicht, die wir erst alles durch Experimente erproben und nachweisen müssen. „Aber der Baum hat die experientiam"! Erst wenn wir über eine geduldige Erfahrung den Dingen ihr Wissen und Wesen abgelernt haben, tragen auch wir es in uns und besitzen alsdann „experimentia cum scientia".

Nur so gibt Erfahrenheit den sicheren Gang: „Und so wollen wir vor uns stellen die allerbreiteste Jungfrau Experientia, die ohne männlichen Samen eine Mutter ist aller Künste und – daran zweifeln wir nicht - eine Bewährerin all unseres Schreibens. Und also durch ihr Ansehen wollen wir von ihr empfangen, den Ursprung dieser Krankheiten zu erkennen, demnach wir sie an der Statt der Heilung sollen achten. Darum wir den, der diese kluge Jungfrau Experientia ausgeschöpft hat, am ersten bis auf das End im Gemüt behalten, um durch ihn dies Bildnis anzusehen. Und wollen unerschrocken sein, dieweil uns Experientia, dies edle Bildnis, auf vielen Wegen beisteht und behülflich sich uns glücklich erzeigt!" (II, 363).

Wiederum zeigt der Birnbaum, wie aus dem verborgenen Geheimnisgrund „Scientia" wirkt mit ihrem spezifischen Einfluß, einfließend und herabströmend auf die „Experientia" des Menschen: Beide begegnen sich und korrespondieren nun miteinander. PARACELSUS steht auch hier ganz eindeutig auf dem Boden eines erkenntnistheoretischen Realismus, der an die Wirklichkeit der leibhaftigen Dinge glaubt und immer nur am Leitfaden des Leibes weitergehen will.

„Scientia" ist nun einmal da in allen Dingen der Schöpfung, so wie sie von Gott gegeben ist. „Experientia" ist nur eine Kundschaft, Kenntnis von dem, was im Wissen bewiesen wird und somit auch eine reelle Bekanntschaft. Und nicht nur die Weisheit vom Birnbaum sollen wir erfahren, sondern alles Wissen von der Welt, alle „scientias rerum medicarum naturalium". Nur so ist der Mensch imprimiert vom Licht der Natur, und nur so vermag ein Arzt seine Kranken zu heilen. „Einen Kranken gesund zu machen, das ist Scientia". Nur „ist diese Scientia nit im Arzt, sondern in der Arznei" (XI, 194).

Lediglich den Augenschein zeigt uns das „experimentum" an, mit dem alles einzeln und isoliert ausgetastet werden muß, womit keineswegs jene „experientia" erreicht ist, die ganz anders verstanden werden will. „Scientia" nämlich ist in der Natur verborgen, eingeborgen, als ein latentes Talent, das heraus muß. „Und nichts ist so heimlich, daß es nicht offenbar werde" (XI, 192).

Nun bietet uns gerade die Experienz ganz verschiedene Künste, Sparten oder Kategorien an, unter denen ich nur hinweisen möchte auf die Anatomia viva, die

Physionomia und die Arcana. Selbst „Anatomia medicinae" wird im „Laborin-
thus" „Magica" genannt. „Das ist wie bei einem Metzger, der einen Ochsen
zerlegt, und man sieht alles, was in ihm ist und wie er ist, das durch die Haut nit
mag gesehen werden. Also zerlegt die Magica alle Corpora der Arznei, in denen
die Remedia sind" (XI, 204). Diese Art von analytischer Anatomie erweist, daß
es zwar im Corpus viele Glieder gibt, aber nur einen Leib. Unterschieden wird
der elementarische Leib, der zum faulen Kadaver verwest, von einem siderischen Leib, der auffährt wie ein Adler (XI, 361).

Damit kommen wir dem Grundbegriff etwas näher: Scientia ist in uns selber,
als eine Gabe und Aufgabe, eine äußerst produktive Kraft, die evident wird als
„Augenerfahrenheit", nicht leicht zu erlernen, weil eine „Erfahrenheit mit
langer Zeit" (VIII, 368). Eine solche „geübte Praktik" will durch die Experienz
bezeugt sein, mehr durch „experientia" jedenfalls als durch jenes „experimentum", das lediglich ein monomanes Mittel der Welterschließung ist und das
auch arg täuschen kann.

Von morphologischer Gesetzlichkeit ist in dieser Anatomie nirgendwo die
Rede; sie wird sogleich verknüpft mit einer Physionomia, und dies wiederum
unvermittelt „nach der magischen Interpretation" (VIII, 386) und damit jenem
„teil magiae", durch den die großen Taten des APOLLO geschehen. Mit APOLL
und über HIPPOKRATES muß man, nach den „Defensiones", diesen Geist der
Arznei erfassen, „und so sind vortrefflich wunderbarlich große Werke, große
Magnalia, große Miracula aus den Mysterien, den Elixieren und Arcanen, aus
den Essentien der Natur vollendet worden" (XI, 125). Das ist die Kunst, die mit
der Zeit verwässert wird und die immer wieder neu einer Rechtfertigung bedarf
gegen die „poetischen Ärzte, rhetorischen Rezeptschreiber und nebulonischen
Präparierer" (XI, 126).

Nicht aus eigener Weisheit soll der Arzt sich dem Examen der Natur fügen,
sondern aus dem Licht der Natur. Die Scientia der Arznei, sie gibt immer nur
Zeugnis von jener Natur, die älter ist als der Arzt; dieser Dinge Erkenntnis, sie
muß dann allerdings im Feuer gelernt sein. Erst die vulkanische Kunst bringt
uns wirklich zur Erfahrung einer ganzen, der inneren und äußeren Welt (IX, 42).
Wir müssen durch das Vordergründige hindurch, über das Augenscheinliche
hinaus und auch den natürlichen Dingen nachforschen, die „der Augen Gesicht
nicht begreift" (IX, 253). Daher immer wieder: „Auf das Auftun der Augen ist
weiter mein Fürnehmen, dieweil im Licht der Natur so heiter gezeiget wird,
unsichtbare Dinge sichtbar zu sehen" (IX, 253).

Mit diesem Spiritus Apollinis und aus hippokratischer Experienz hat PARA-
CELSUS die Medizin auf klaren Säulen errichtet, auf Philosophia als eine „Natur-
Kunde", auf Astronomia als „Zeit-Kunde", auf die Alchimia als eine „Stoff-
Kunde" und die Physica mit ihrer praxisbezogenen „virtus". Geheimes soll
natürlich offenbar werden. „Denn also muß die Scientia in dir sein, oder es ist
alles eine leere Phantasei und Tollerei, aus der nur Phantasten wachsen" (XI,
192).

Mit dem Begriff „scientia" verbunden sind somit Fragen nach dem „Grund
des Wissens", nach dem „Licht der Natur", nach Erfahrung (Erfahrenheit,
Experienz) samt allem Nachforschen und Nachgründen. Besonders konkret
manifestiert dieses Wissen sich im Erfahren der drei Prinzipien (Mercurius, Sal,

Sulphur), in denen die Natur „offenbarlich" wird und des Arztes Tun so „augenscheinlich", daß aus diesem wissenden Sehen allein schon entspringt alle „Scientia der Arznei" (IX, 41).

Scientia et Magica bilden *eine* Naturwissenschaft, auch wenn später die Künstler gekommen sind und haben geschwätzt von Geomantia und Hydromantia, von Pyromantia und den Sortilegia. „Also in den Dingen ist die Philosophei geschwächt worden und gemindert und abgangen und mißbraucht außerhalb dem Licht der Natur. Der Arzt aber soll sie wissen und erkennen" (X, 275). Noch im Paragranum wehrt sich PARACELSUS voller Zorn: „Ihr möget wohl sprechen, ich sei ein Verführer des Volks, ich hab den Teufel, ich sei besessen, ich sei aus der Nigromantie belehrt worden, ich sei ein Magus", während ihm doch „Magia naturalis" eine exakte Wissenschaft bedeutet, die „nicht aus Geistern noch Zauberei entspringt, sondern aus dem natürlichen Lauf der subtilen Natur".

Darum muß der, dem die Facultas medica befohlen ist, nun auch weitergehen in die eigene Experienz: „Denn wo der Philosophus aufhört, da fanget der Arzt an". Genau dort, wo die Natur aufhört, fängt die Kunst an, so wie der Zimmermann aus dem naturwüchsigen Baum ein kunstvolles Haus macht, der Tischler einen Trog, der Dreher einen Becher, der Schnitzer eine Figur. „Also soll auch der Arzt tun und das einzigartige Zeichen für sich nehmen, dasselbige weiter ausbreiten nach Inhalt der Demonstration der Natur, dahin sie anzeigt und Unterweisung gibt, demselbigen alle Wege nachgründen" (II, 56). Nur so wird aus einem Naturwesen die Kultur! Und nur so gibt die Natur ihre Apotheke an die Hand, „so daß alle Wiesen und Matten, alle Berge und Bühel usw. Apotheken sind" (XI, 195). Die ganze Welt – „ein Apotheken"!

Was wäre Medizin auch ohne eine solche ganz persönliche Erfahrenheit? Drum schaue jeder auf seine Kunst und seine eigene Erfahrung. „Ein jegliches Ding muß seine Erfahrenheit haben. Darum schau' du auf dich selbst: ich erfahr' mir, dir nichts!" (IX, 246). Aus solcher Scienz allein hat der Arzt seinen Grund zu nehmen „und nit hinterm Ofen sitzen, Birnen braten und mit seiner sophistischen Logik seine Kranken abfertigen" (XI, 195). Fehlt diese Scientia, so ist alles nur „eine leere Phantasei und Tollerei, daraus die Phantasten wachsen, große Subtilitäten, großes Spekulieren und mitnichten im Grund verfaßt, ein Irrgang, der zu nichts gut ist" (XI, 192). So kommt man jedenfalls nicht heraus aus diesem Labyrinth, darinnen der Minotaurus haust.

Und noch ein letztes Mal und mit gesteigerter Emphase: „Denn der nichts weiß, der liebt nichts. Der nichts kann, der verstehet nichts. Der zu nichts gut ist, der taugt nichts. Der aber verstehet: der liebt's, der merkt's, der sieht's (XI, 207). Aus solcher Erkenntnis allein fließen die lebendigen Früchte, nicht aber aus dem Wissen der Autoritäten. Diese Natur, sie liegt ganz und gar im Reiche Gottes, aus dem der Grund der Wahrheit strömt. Unsere Vernunft kann vernehmen, was sich offenbart. Das Auge schaut leibhaftig die Dinge der Welt. Die Hände begreifen und gestalten.

Mit einer bewundernswerten Systematik, die sich des Schwergewichtes der Tradition wie auch der Gleichgewichtigkeit des Konzeptes durchaus bewußt ist, feilt PARACELSUS immer wieder an dieser Formulierung von „ratio" und „experimenta", bis sie schließlich aufgehen in sein Gleichgewicht von „theorica" und „practica".

Ganz eindeutig vertritt PARACELSUS die Ansicht, daß keine „Theorik" sinnvoll zu führen sei, „es werde denn die Praktik das Fundament" (VI, 388). Theorica hat als die „Wissenschaft der Kunst" ihren „geordneten Weg" zu nehmen,
eben den Gang einer „augenscheinlichen Erfahrenheit"; es ist eine „universalische Theorik" damit gemeint, die aus dem Licht der Natur kommt und im
„Feuer der Praktik" getauft wird. Theorik und Erfahrung – Ratio und Experimenta ineins – bilden erst den Arzt. „Es ist euch allen in gutem Wissen, daß bei
einem jeglichen Arzt die Theorik und Praktik soll angesehen werden, wie er in
diesen beiden Experienzen stehe" (VI, 479).

Das ist in erster Linie meint die berühmte Beschlußrede zum „Labyrinthus
medicorum errantium", wo es heißt: „Das mag aber männiglich wohl wissen,
daß es übel gehandelt ist, daß einer sollt lehren ein Ding, das Leib und Leben
berührt, und dasselbig nicht aus der rechten Lehr', sondern aus einem Irrgang,
der nicht also ist, als sie fürgeben –, und aber die curam darauf setzen, bauen,
und aus derselbigen erdichteten Phantasei praktizieren. Und ist der Anfang irrig,
wieviel mehr das Mittel, wieviel mehr das Ende!" Und zum Schluß der markante
Satz: „Wohl dem, der dem Labyrinth nit nachgehet, sondern der Ordnung des
Lichts der Natur: die ist Arzenei und der Arzt".

Denn das allein ist sapientia, „daß einer wisse und nit wähne"! So an zentra-
ler Stelle im „Labyrinthus medicorum errantium", jenem „Irrgarten der Ärzte",
darinnen der Minotaurus hockt, der „monoculus", mit seinem einäugigen Blick
und seinem methodischen Terror. Und wer das nicht weiß, das nicht kann, der
benimmt sich – so ein alter arabischer Spruch – „wie ein Holzhacker bei Nacht",
wie – so hat es PARACELSUS übersetzt – „wie die Säue im Rübenacker".

Wer das nicht weiß, der redet wie ein Blinder von der Farbe; er wähnt lediglich; es träumt ihn das alles nur; er sehnt sich nach den „Goldenen Bergen" von
Hispanien (XI, l86); er glotzt wie ein Kalb auf einen Bischof (IX, 143), wie eine
Gans ins Morgenrot. Wer aber aus der Natur denkt und wer das einmal wirklich
erfahren hat, „daß auf Erden dem Menschen für seine leibliche Seligkeit nichts
Edleres sei, als die Natur zu erkennen und von ihr als vom rechten Grund zu
philosophieren" (I, 244), der schaut aus sich selbst heraus, mit dem leibhaftigen Auge empfängt er das Licht, „und so bildet sich das Auge am Lichte fürs
Licht"!

„Was ist in der Sonne, das nicht in den Augen sei? Wie die Sonne gibt Licht
ihrem Element, also die Augen ihren Elementen" (II, 473). Die Materie der
Sonne hat ihr eigenes Substrat auch im Mikrokosmos. „Also macht das sein
Auge im Mikrokosmos, was im Makrokosmos Sonne genannt wird" (III, 472). In
diesem Licht werden alle unsichtbaren Dinge sichtbar: „daß je ein Licht das
andere überscheinet, lasset euch eingedenk sein!" Und so finden wir in der
Natur ein Licht, das uns auch das noch sichtbar macht, was Sonne und Mond
nicht zu zeigen vermögen (IX, 254).

Wie in einem überdimensionalen Koordinatensystem wird das Universum
sichtlich gefaßt. Und wie die Sonne Himmel und Erde samt ihrem elementischen Leibe erleuchtet, „also leuchten die Augen ihrem Leib". Die Dinge der
Natur kommen nicht nur zur Erscheinung, sondern auch zu ihrer Enthüllung.
Der Kräuter Kräfte sind unsichtbar, und sie werden doch aufgespürt. Die Tiere
bleiben stumm, und doch bringet der Mensch ihr Wesen in Erfahrung.

„Denn wie der Baum wächst aus dem Samen und wie das Kraut wächst aus dem Samen, also muß auch wachsen herfür im neuen Leben dasjenige, das unsichtbar gehalten wird, und doch da ist. Dahin muß es gebracht werden, daß es sichtig werde. Denn soll das Licht der Natur ein Licht sein, so muß man sehen und muß nit dunkel sein noch finster" (IX, 68/69). Dazu muß uns zünden das Licht der Natur! „Das ist der ganze Grund: zu wandeln in dem natürlichen Licht, das der Mensch aus sich selbst und aus eigner Vernunft nit geben kann. Etwas gibt der Mensch wohl, aber unvollkommen. Was vollkommen sein soll, das muß weiter gesucht werden, nämlich bei dem Brunnen, da alle Menschen draus trinken" (XI, 163). Nach diesem Quell nun haben wir zu fragen und noch einmal – in einer tieferen Schicht – weiter zu suchen!

2. Zum Gleichgewicht von „Theorica et Practica"

Theorie und Praxis sieht PARACELSUS in einem gesetzmäßig geordneten Verhältnis, einer inneren, ausgewogenen Gleichgewichtigkeit: Sonst steht die ganze Waage falsch! „Ich bekenn's, daß die Sachen müssen gespekuliert werden, aber in den Weg, daß sich die Spekulaz aus der Praktik erhebe" (VI, 413). Beide sind nur die Stückwerke und Stockwerke in diesem Haus der Heilkunde, beide stehen in einer gegenläufigen, vielschichtigen Verkettung, die den Heilweg mit den Krankheitsursachen in Verbindung bringt; denn: „Wie die Theorik, so die Kur!" Nur wenn ein Arzt die Spezies der Leiblichkeit wirklich erfahren hat, „alsdann mag er ein Medikus sein und seine Theorica finden, die nicht eine spekulative sein soll, sondern aus der Practica soll sie geboren werden" (XI, 183).

Mit dieser prinzipiellen Verflochtenheit von Praxis und Theorie argumentiert PARACELSUS aus der großen Tradition der arabischen Naturphilosophie heraus, wo in einer 200jährigen kontinuierlichen Auseinandersetzung die Arztphilosophen von ALFARABI über AVICENNA bis zu AVERROES um diese innere Gleichgewichtigkeit gerungen hatten, in einem Methodenstreit erster Ordnung, aus dem dann in lebendiger Assimilation im 13. Jahrhundert die „ars medica" der Klostermedizin ausreifen konnte zu einer „facultas" im „studium generale", aus der schlichten Volksheilkunde eben zu jenem akademischen Fach, das die Medizin unserer Universitäten wieder zu verlieren auf dem besten Wege ist.

Mit dieser klassischen Theorica-Practica-Formel haben wir in der Tat eine erstrangige Denkfigur vor uns, eine Art von Gestalt-Kreis, in den wir an jeder Stelle einzusteigen vermögen, um wie in einer hermeneutischen Spirale herangeführt zu werden an den Kern wie an die Schalen, auf den Grund und in das Atmosphärische. Versuchen wir es zunächst einmal über die Theorie, deren systematische Konfiguration PARACELSUS umschrieben hat als seine „gemein universalische Theorik".

Theorie – das allein gibt den Grund der Medizin, die „Wissentheit der Kunst". Dieses Wissen kommt aus dem Licht der Natur und eben nicht aus erdichtenden Köpfen; aus der Phantasie lernt man sie nicht, aber aus den Augen und mit den Fingern. Sofort wieder der Umschlag ins Praktische! Denn die ganze kosmische Naturtheorie ist nur eine Propädeutik, die als eine Anthropologie ad hoc erst fruchtbar und sinnvoll wird, im ärztlichen Tun nämlich. Nur aus einem vollen und unverkürzten Weltbild heraus kann ein Arzt seinen Eingriff wagen; alles andere wäre Stümperei; „und welcher seine Sache nit mit der Experienz gelernet hat und mit der Wahrheit, die in ihr ist, der ist ein zweifelhafter Arzt" (XI, 190).

„Also soll theorica medica laufen, ohne welche Demonstration der Arzt auf keinen guten Grund kommen mag" (XI, 25). Nicht die Bücher, auf denen der Staub liegt und welche die Schaben fressen mögen, nicht die Bibliotheken, die mit Ketten gebunden sind, „sondern die Elemente in ihrem Wesen sind die Bücher. Darum gehört in die Arznei ein guter Verstand und eine augenscheinliche Erfahrenheit" (XI, 34).

Theorica und Practica gehen in eins, und Wort und Werk sollen geradezu ehelich miteinander verbunden sein. „Denn wehe dem Apostel, der keine Werk hat, wehe dem Arzt, der keine Arznei hat, wehe dem Fechtmeister, der kein Schwert hat, wehe dem Christen, der ohne Werk ist" (XI, 120). Werk und Namen sollen beieinander stehen und in sich ein Ganzes bilden. „Und so sehr auch einer Ordinarius sein mag, innen oder außen, blau oder grün, laß ich's einen toten Namen bleiben, bis ich's weiter erfahre" (XI, 121).

Theorie und Praxis bilden das eine Werk und sollen ungespalten bleiben. Denn: „Ganz sein macht den Medicus; die Medizin ist daher das Ganze und das Letzte aller der Dinge". Im Praktikus arbeitet ja der Theorikus, im Wissen und nit im Wähnen, im Wissen um Grund, Weg und Ziel, beides im lebensnotwendigen Äquilibrum, das immer nur Zulegen und Abnehmen, Aussparen und Überlegen kennt, immer nur beides zugleich – „sonst steht die ganze Waage falsch".

Steht er nur in einem, so wird's sofort gefährlich. Denn dann ist er kein Arzt mehr, sondern nur ein Verwalter des Glücks. Mit einer Theorica aber bewältigen wir die Praktik, daß sie uns nachfolge wie ein gezäumet Roß und wie ein wütender Hund, wie an einem Bande geführtes dienstbares Wesen. Nur mit diesem Wissen kann man sich zu APOLLO, dem Heilgott, halten, gegen die „trunkenen Skribenten" und auch gegen jene dionysischen Prädikanten, die da „schwärmen wie der Traum, der einem einen Freudaffen macht, und nichts ist darinnen" (XII, 213).

Gerade der praktische Arzt wird begreifen, daß Grund und Ziel seiner Kunst unzertrennlich sind: Beide sind „beieinander und mit einander verschlossen". Causae et curae - sie bilden *eine* Heilkunde! Oder in seinem lapidaren Deutsch: Zu einer ganzen Medizin gehören: Grund, Weg und Ziel! Ursprung, Gang und Ende der Krankheit! Same, Wuchs und Frucht: die Heilung nämlich!

Von den zeitgenössischen Ärzten will sich PARACELSUS darin deutlich unterscheiden, daß er die Theorik aus der Praktik nimmt und nicht umgekehrt. „Aber ich will das nicht also, sondern daß mit sehenden Augen, auch mit den Händen, gegriffen werde, daß dem also sei da, so ein Arzt redet oder handelt." Nur darin kann der Grund der Arznei gelegen sein und eines Arztes Gemüt, daß er aus der Wahrheit der Erfahrenheit handle. „Aus solchem Sehen und Greifen geht ein gründlicher Bau, aber aus der Spekulation, da gehet ein Phantasei, die in der Sophisterei trüglich ist" (IV, 211). Daher sollen wir uns in keinerlei Weg in die „fantasei", sondern allemal in die „erfarenheit" begeben (VII, 202). Vor allem in der „Großen Wundarznei" wird klar herausgestellt, daß die Kunst eines Arztes hier ihren naturhaften Ausgangspunkt hat. „So viel hab ich erfahren, daß Spekulieren keinen Arzt machet, sondern die Kunst. Und Kunst ist keine Spekulation, sondern ein Experiment, das wird durch die Hände gefunden, und nachfolgend gehört Contemplatio dazu, das heißt, acht haben auf die Natur, wie man sie brauchen soll. Alsdann kommt die Erfahrenheit derselben Kunst, die ist Meister" (X, 162).

Aus der „Wissenheit der Kunst", der Theorie, findet der Arzt dann auch wieder seinen „verordneten Weg", wie PARACELSUS „Methodik" übersetzt. Der Weg dieser rechtschaffenen Theorica aber geht nur über die Erfahrung der gesamten Welt. Es ist eine universalische Theorik, die getauft wird im Feuer der Praktik. Theorica und Practica machen den Arzt: „ratio et experimentum".

Wenn PARACELSUS konstatiert, daß „eines Arztes Theorica" nichts anderes als die „Erfahrenheit" sein soll (X, 162), dann ist damit offensichtlich jene Erfahrung „von einer höhern Art" gemeint, von der auch GOETHE geglaubt hatte, daß sie sich aus mehreren anderen Erfahrungen gleichzeitig aufzubauen und gleichrangig zu bilden habe. „Auf solche Erfahrungen der höhern Art loszuarbeiten, halt ich für höchste Pflicht des Naturforschers".

PARACELSUS beschränkt sich auf die Heilkunst, die man immer nur aus dem Wissen um das Ganze, aus einer „theorica", traktieren darf, die aber gerade in ihrer Theorie nie und nimmer möglich wäre ohne die Praktik. Der Arzt hat „sein theoric und practic" gewisser zu führen als etwa ein Schreiner, der doch auch schon alle Dinge „mit den Augen zeugt" und dann mit den Händen „zusammen fügt". „Ihr Ärzte solltet bedenken, daß Gott den Schmied ganz gemacht hat, den Küfer, den Maler usw., und an denen liegt gar wenig. Um wie vieles mehr hat er das Ganze gegeben dem Arzt, an dem Leib und Leben liegt und treffliche Dinge" (I, 325).

Damit sind einige verbindliche Gesetzlichkeiten aller Wissenschaft zum Ausdruck gekommen. Das ganze empirische Geschehen, all unser praktisches Tun mitsamt seiner Welt an Interessen, es ist letztlich nichts anderes als die Realisierung geistiger Kräfte, ist eine Theorie des Erkennens. Das Geschehen selbst ist freilich Praktik, seine Bedingtheiten, seine geistigen Voraussetzungen aber mitsamt ihren Motivationen und Tendenzen – sie sind Theorik! „Denn ihr sollt wissen, daß anfänglich Theorica vorgeht, demnach die Practica, in der Gestalt aber, daß die Theorica aus der Experienz gehe und nit aus der Opinion" (VII, 419). Auch hier wieder das eindrucksvolle Bild von einem Gestalt-Kreis mit all seinen Gängen und Wendungen und Spannungen in einer hermeneutischen Spirale!

Mit PARACELSUS aber ist dieses alte scholastische Ideal vom Gleichgewicht einer Theorica und Practica ausgeträumt und damit wohl auch unser Anspruch auf eine Universalwissenschaft vom Menschen, auf eine Medizinische Anthropologie. Denn aus einer gesunden Szienz hat der Arzt seinen Grund zu nehmen „und nit hinterm Ofen sitzen, Birnen braten und mit seiner sophistischen Logik seine Kranken abfertigen". Fehlt diese „scientia", so ist alles nur „ein leere Phantasei und Tollerei, daraus die Phantasten wachsen, große Subtilitäten, großes Spekulieren und mitnichten im Grund verfaßt, ein Irrgang, der zu nichts gut ist" (XI, 192).

So jedenfalls kommt man nicht heraus aus diesem „Labyrinthus" und kommt nicht los von dem einäugigen Blick des Minotaurus. Es geht gar nicht anders, als daß man den methodischen Gang sucht und seinen Weg nimmt: „Das ist die Schul' der medicorum, philosophorum und astronomorum, auch anderer dergleichen".

Bevor wir uns dieser so emphatisch herausgestellten Schule der Philosophen und Astronomen anvertrauen, sollten wir uns eingehender mit dem Paracelsischen Schrifttum im Ganzen auseinandersetzen und noch einmal die Frage nach den „echten" Schriften des THEOPHRASTUS VON HOHENHEIM aufwerfen!

3. Das Problem der Echtheit

Die Frage nach der Echtheit des Paracelsischen Schrifttums ist von Wissenschaftshistorikern wie Philologen immer wieder aufgeworfen worden, ohne einer verbindlichen Lösung zugeführt worden zu sein. Als Medizinhistoriker hat sich KARL SUDHOFF besonders energisch der Frage gestellt (vgl. Echtheit, 1928). Hingegen ist in der „Studienausgabe" von WILL-ERICH PEUCKERT das Problem der Echtheit einfach übergangen worden.

Für WILL-ERICH PEUCKERT ist die „Magie" des PARACELSUS nie etwas anderes gewesen als neuplatonisches Denken im hermetischen Gewande. Das Pansophische ist denn auch der alleinige Gegenstand seiner Paracelsus-Studienausgabe, die sich dezidiert auf das „unechte" Schrifttum konzentriert und vornehmlich die Paracelsisten späterer Jahrhunderte bringt. Erst FRIEDRICH GUNDOLF hat wieder auf den „populären Mißbrauch" hingewiesen, der mit dem Magier PARACELSUS getrieben wurde, „um den Mangel an genauem Denken und Wissen zu verschleiern oder angenehmes Gruseln und Wallen zu erregen". Wenn aber Magie bei PARACELSUS nichts anderes gewesen sei als Erfahrung der Naturkräfte, dann verdiene auch ein modernes Handbuch der Elektrochemie ebensogut die Bezeichnung magisch wie etwa die Archidoxen! Keine Geheimlehre habe PARACELSUS geliefert und kein Zauberbuch, „sondern natürliche Wissenschaft zum Frommen der Kranken, genau wie unsere heutigen Pharmakologen"!

Die Ideenwelt des Paracelsismus ist vielfältig verwoben mit der allgemeinen Ideengeschichte wie auch mit den politischen Strömungen und religiösen Bewegungen des 17. und 18. Jahrhunderts (vgl. PAGEL [1935]; DEBUS [1960]; RATTANSI [1963]). Für eine Analyse des vielschichtig verwickelten Schrifttums der Nachfolger und Widersacher des Paracelsus bieten sich daher naturgemäß verschiedene Methoden an: einmal die chronologische Anordnung der wichtigsten Repräsentanten, sodann die Darstellung der tragenden - kosmologischen, chemiatrischen, pharmakotechnischen - Richtungen, ferner eine Gruppierung nach den einschneidenden Perioden in der wissenschaftshistorischen Entwicklung, nicht zuletzt die Berücksichtigung des jeweiligen regionalen Kolorits, wie es die einzelnen Schriften besonders gefärbt haben mag.

Jeder Versuch, diese so vielschichtigen Spekulationen auf ein einheitliches Prinzip zurückführen zu wollen, wird nicht unwidersprochen bleiben. Jedoch zeigt sich mit dem 17. Jahrhundert immer klarer, wie sich - in Abkehr vom scholastischen Galenismus und in deutlicher Opposition zu ARISTOTELES - eine Leitlinie aufbaut, die sich dem Buch der Natur und damit der Erfahrung ebenso anvertraut wie der Heiligen Schrift, und damit der Offenbarung, ein synoptisches

Leitbild demzufolge, das der gerade der Neuzeit so eigentümlichen Spiritualität gerecht zu werden versucht.

Überblick über die Rezeptionsgeschichte

Vermutlich werden wir dem echten Schrifttum des THEOPHRASTUS VON HOHEN-HEIM näherkommen, wenn wir uns einer möglichst systematischen kritischen Text-Analyse unterwerfen, wobei die äußeren Kriterien ebenso zu berücksichtigen sein werden wie die inneren. Beginnen wir daher mit einem kurzen Überblick über die abenteuerliche Rezeptionsgeschichte des PARACELSUS und mehr noch: des Paracelsismus!

Die Verfremdung des HOHENHEIMschen Wirkens hat bereits zu seinen Lebzeiten eingesetzt und ist bald nach seinem Tode systematisch gefördert worden. Der erste Herausgeber der Opera Paracelsi, ADAM VON BODENSTEIN, konnte (1574) noch schreiben: Bei THEOPRAST VON HOHENHEIM finde man das *ganze* Corpus der Medizin, die Sache selbst und die Substanz, in „philosophia und medicina" eben die „einige Wahrheit". Dieses Wissen um die Substanz scheint in der nächsten Generation schon verlorengegangen zu sein. Am Ausgang des 17. Jahrhunderts feiert COLBERG in seinem Buch „Das Platonisch-Hermetische Christentum" (1690) PARACELSUS als den „Anfänger der Platonischen Theologie", einen Repräsentanten des Neuplatonismus also, auf den sich alle Zeitgenossen als auf ihren „Lehrmeister" berufen würden. VALENTIN WEIGEL spricht 1618 bereits von einer „Theologia Paracelsi".

Im Jahre 1561 schrieb CONRAD GESNER an CATO VON KRAFFTHEIM: „Theophrastus vero certe impius et magus fuit, et cum daemonibus communicavit". Um die Mitte des 16. Jahrhunderts schon verbreitet sich der Ruf des PARACELSUS als eines Vertreters der Schwarzen Magie. „Paracelsus fuit Magus", glaubte THOMAS ERASTUS 1572 lapidar formulieren zu dürfen, wobei er die beiden Kategorien der Magie – „operatrix mirabilium" (mit „instrumenta" und „pharma-keia") und „divinatrix" (mit „praecatio", „characteres", „incantatio") – deutlich unterscheidet.

In seinem „Testamentum Philippi Theophrasti Paracelsi" (1574) muß der Sterzinger Arzt SCHÜTZ (= MICHAEL TOXITES) bedauernd konstatieren: „Es wird viel von Theophrastus ausgeben, das nit ist! Warum sollte man dann darzu still schweigen?" Noch deutlicher klingt diese Skepsis in der „Wahren Chymischen Weisheit Offenbarung" (1720) des Chymophilus nach, wo es heißt: „So sind des Theophrastus Bücher sehr verfälscht worden und unter seinem Namen viel Schriften in den Druck gegangen, an die er immer gedacht hat, zu schweigen, daß sie die Früchte seiner Arbeit und Gedanken sein sollten".

NICOLAUS HUNNIUS, der 1622 zu Wittenberg eine „Christliche Betrachtung der Newen Paracelsischen und Weigelianischen Theology" veröffentlicht hatte, bekennt kurz und bündig: Er halte alle die Sachen, die unter des PARACELSUS Namen „in die mysticam Philosophiam gebracht" worden, samt und sonders für unecht, weil sie gar nicht mit seinem „Schweitzerischen deutschen Stilum" übereinstimmten, so „daß ein jeder, der nur wenig Linien conferiret, verstehen kan, sie seyen beiderseits von einem Autor nicht entstanden".

Angesichts dieser Skepsis – und sicherlich auch Unsicherheit – sollten wir noch einmal daran erinnern, was zu seinen Lebzeiten in den Druck kam: die „Intimatio", ein fliegendes Blatt mit der Einladung an seine Basler Studenten (1527), die Guajak-Schrift und eine weitere Syphilisschrift (1529/30), ein Traktat über das „Bad Pfeffers" (1535) und die „Große Wundartzney" (1536), ferner einige „Practica" und „Prognosticationes", Gelegenheitsschriften also nach Kalendermanier –: alles in allem eine äußerst schmale Textbasis, die wir auch dann noch im Auge behalten sollten, wenn wir nunmehr die Wogen des Paracelsismus anbranden sehen.

Wesentlich deutlichere Züge nimmt die Verfremdung und Verfälschung des „Corpus Theophrasti" mit den Druckwerken der zweiten Hälfte des 16. Jahrhunderts an, die sich mehr und mehr des Paracelsischen Signums lediglich bedienen, in Sprache und Inhalt aber nichts mehr mit dem Geiste HOHENHEIMS gemein haben. Dies gilt in exemplarischer Weise für die „Philosophia ad Athenienses", die im Jahre 1564 in den Druck kam. In diesem Machwerk entsteht alle Materie aus dem „mysterium magnum" und bildet sich weiter im alchymischen Prozeß. Gerade die so leibhaftig transzendierende Denkstruktur des THEOPHRASTUS VON HOHENHEIM, die wir als eine konkrete Spiritualität bezeichnen könnten, ist in dieser Art von „Vergeistigung der Elementarmaterie" (GOLDAMMER) völlig zugedeckt und ausgelöscht.

Als eine ausgesprochene Fälschung muß auch der Traktat „De natura rerum" angesehen werden. Die ersten sieben Bücher dieses Werkes erschienen 1572, herausgegeben von ADAM VON BODENSTEIN, das achte und neunte Buch 1584 bei BERNHARD JOBIN in Straßburg, herausgegeben von LUCAS BATHODIUS. Das neunte Buch „De natura rerum" hat vor allem Einfluß auf die späteren Signaturenlehren genommen, so auf PORTA, ALSTED und viele andere Physiognostiker. Aus der „signatura rerum" des PARACELSUS schufen die Paracelsisten erst das System einer „Signatura plantarum".

Daß neben den Drucklegungen auch zahlreiche Handschriften des 16. und 17. Jahrhunderts als Fälschungen nachgewiesen werden können, liegt auf der Hand. Nur am Rande erwähnt sei eine Handschrift zu Wolfenbüttel (Cod. 51.3. Aug.), kurz nach 1600 geschrieben, die eine „Thesaurinella Naturae" enthält mit dem Untertitel: „Libellus Secretorum Secretissimorum", von PARACELSUS, dem Mysteriarch, Mediziner, Philosophen und Hermetiker verfaßt, darin zu finden ist: eine Mumia Microcosmi, Spiritualische Mumien, Mumien aus einem Erhenkten usw. (SUDHOFF, Echtheit II, 658 f.).

Eine Wiener Handschrift (Hofbibl. Cod. 11266) des 17. Jahrhunderts gibt detaillierte Anweisungen zum Gebrauch einer magischen Glocke, ein „Magialisches arcanum", ein „geheimes Inventarium", ein Experimentum Theophrasti zum Geisterbannen, schließlich noch das Paradieseswasser (SUDHOFF II, 672 f.). Von PARACELSUS herausgegeben sein soll die „Magia Veterum", mit einer „Genialischen Magie", einer Olympischen, Homerischen, Sybillischen, Pythagoreischen, Apollinischen, Aegyptischen, Prophetischen und der ganzen Magie (SUDHOFF II, 679 ff.). Weitere Handschriften des 17. und 18. Jahrhunderts mit „Magia Paracelsi" o. ä. liegen zu Kopenhagen, London, Leiden oder befinden sich in Privatbesitz.

Unter dem Pseudonym BASILIUS VALENTINUS erscheint schließlich ein Schriftwerk, das sich bald in Alchemistenkreisen wachsender Beliebtheit erfreuen sollte, zumal hier auf eine Autorität zurückgegriffen wurde, die - aus ältesten Quellen gespeist - schon vor der Lebenszeit des PARACELSUS gewirkt haben soll. Zahlreiche Einzelschriften wie „Von dem grossen Stein der uhralten Weisen", der „Triumpf-Wagen Antimonii" (1604) oder die „Offenbarung der verborgenen Handgriffe" (1624) finden sich in „Chymische Schriften" (erschienen in zwei Bänden zu Hamburg 1700).

Seit der Mitte des 17. Jahrhunderts setzt eine Flut von Neudrucken ein mit immer phantastischer wuchernden Titeln wie: die „Glücks-Rute zu Paracelsi Chymischem Schatz" (1679) oder des „Paracelsi kleine Hand- und Denck-Bibel" (1684), des PARACELSUS „Geheimnüß aller Geheimnüsse" oder auch die „Paracelsische Rüst-Kammer der Gesundheit" (1709), von all den Alchymischen Wunderbüchern und Lexiken gar nicht zu reden, die voll sind von Paracelsischer Rezeptur.

Vor allem die von uns zur Krankheitslehre des PARACELSUS herangezogenen Aussagen stehen in einem deutlichen Gegensatz zu der immer wieder mit Vorliebe zitierten „Astronomia magna", die meines Erachtens zu Unrecht dem PARACELSUS zugeschrieben wird, obwohl sie als „System einer Universalwissenschaft" (GOLDAMMER, 1978) von kaum abzuschätzender Bedeutung geworden ist.

Die „Astronomia magna" gliedert sich in „vier Ordnungen", die bereits in deutlichem Widerspruch zur Paracelsischen Krankheitslehre stehen. Als „naturalis astronomia" zeigt sie den Einfluß des Firmaments auf den siderischen Leib, als „supera" dient sie der Neugeburt zu einem geistlichen Leben (XII, 76); als „astronomia olympi novi" läßt sie den wahren Glauben erkennen und als „astronomia inferiorum" offenbart sie die infernalischen Mächte (XII, 76). Der „astrologus" aber soll und kann den „summum motorem naturae" erkennen; denn die Sterne und die Menschen sind „gleich vermögens" (XII, 90). Über das „signum signatum" wird der Mensch erst die „virtutes" erkennen lernen und so zu wirklichen „inventiones" kommen (XII, 99). Der Magus wird auf diese Weise zum Beherrscher der Natur: „Also wird der Natur ihr Kraft und Vermögen ihren natürlichen Heiligen, so Magi geheißen werden, zu tun Gewalt gegeben" (XII, 130). Diese Macht über die Natur erwirbt nun auch der Arzt: „Wo der Astronomus aufhöret, da fanget der rechte Arzt an, da fanget der rechte Philosophus an" (XII, 77). Der Arzt wird damit aber auch der Beherrscher aller der „Astronomia" zugeordneten mantischen Disziplinen; er soll alles erforschen und beherrschen, was „in der Natur heimlich liegt" (XII, 185).

Der Makro-Mikrokosmos-Parallelismus scheint freilich - so PAGEL, 1979 - nirgendwo so eindrucksvoll „ins Einzelne durchgeführt und ausgebeutet" zu sein wie in der „Astronomia" des PARACELSUS, nach PAGEL einer der tragenden Säulen im System der Medizin. Im „Labyrinthus" hingegen spricht PARACELSUS lediglich von der „Concordanz anatomiae", als einer Entsprechung „beider fabrication", der „machina mundi" und des „physicum corporis" (XI, 183). Daß PARACELSUS damit allein schon - wie PAGEL (1979) 55 meint - „den Mystikern nahe" stehe, ist kaum einzusehen! „Astronomia" ist nur deshalb die „Mutter aller Künste", weil sie jenes Leben in allen Dingen der Welt zeigt, das dann im „Licht der Natur" erkannt werden kann. Selbst PAGEL (1979), der sich so energisch bemüht - wenn auch überwiegend auf der Basis unechter Texte -, PARACELSUS als „Naturmystiker" darzustellen, muß zugeben, daß die spezifisch gnostischen Ideen vorwiegend jenen „deutero-paracelsischen" Schriften entstammen, die wir einer der späteren Generationen des spekulativen Paracelsismus zuordnen zu müssen glauben.

Selbstverständlich können und müssen die naturphilosophischen Gedanken im Gesamtwerk des PARACELSUS immer auch in ihrer Beziehung zu den theosophischen und kosmologischen Ideen der Renaissance gesehen werden, dann aber jeweils von den konkreten Texten aus und mit aller Kritik. Nicht übersehen werden sollten die intensiven Zusammenhänge des Paracelsischen Weltbildes mit neuplatonischen Überlieferungen und einer zeitgenössischen Gnosis, Wechselwirkungen, auf die vor allem WALTER PAGEL bereits 1962 hingewiesen hatte.

Verbindungen mit dem traditionellen Hermetismus lassen sich fraglos überall dort herstellen, wo bei PARACELSUS von der Makrokosmos-Mikrokosmos-Entsprechung die Rede ist, wo Geistiges gegen Irdisches oder der Leib gegen die Seele ausgehandelt werden, wo das Unsichtbare im Sichtbaren zur Erscheinung kommen soll. Weniger überzeugend werden solche Vergleiche, wenn konkrete Begriffe wie der neuplatonische Materiebegriff, die „logoi spermatikoi" der gnostischen Überlieferung, die Drei-Prinzipien-Lehre hermetischer Provenienz oder auch die gegenseitige Durchdringung des Lichtes der Natur und des Lichtes der Gnade zur Debatte stehen.

Demgegenüber ist von der neueren Paracelsus-Forschung vor allem die alchymische Mitgift des Neuplatonismus im Gedankengut des PARACELSUS in das historiographische Blickfeld gerückt worden, wobei es zu überraschenden Einsichten in den therapeutischen Charakter spätmittelalterlicher „Alchimia" gekommen ist, einer „Alchimia medica", zu der auch die Arkanen-Theorie des PARACELSUS beachtliche Beiträge geliefert hat und die zu jener Richtung führen konnte, die bei JOHANN HEINRICH ALSTED (1630) bereits die „alchimia" als „pars medicinae" enzyklopädistisch zu integrieren vermochte.

Als besonders interessant erscheint uns hierbei ein methodischer Duktus, den WALTER PAGEL und MARIANNE WINDER (1975) angewandt haben, ein Denkweg, der mit der Frage verbunden ist, ob sich exemplarische Lehrstücke der Renaissance-Naturalisten (wie PICO, ZORZI, AGRIPPA) über die Unterschiede der „höheren" und „niederen" Elemente nicht auch auf PARACELSUS anwenden lassen. Dieser „Rückschluß" verliert allerdings an Bedeutung, wenn neben den „echten" Schriften (wie „Labyrinthus") auch die mit großer Wahrscheinlichkeit unechten (wie „De vita longa") herangezogen werden.

Mit dem 16. Jahrhundert verließ die „magia naturalis" mehr und mehr ihr erkenntnistheoretisches Fundament und wurde zu einer rasch vulgarisierten „magia artificialis", die sich den Methoden und Fortschritten der Naturkunden kaum noch anzupassen vermochte. Die „Mechanisierung des Weltbildes" hat dann im Laufe des 17. Jahrhunderts vollends jene Gesetzmäßigkeiten der Natur erkennen lassen, die mit dem magischen Denken nicht mehr in Einklang zu bringen waren. Im 17. und 18. Jahrhundert bereits galt die „magia naturalis" eher als ein Stoffgebiet esoterischer Gemeinschaften.

Neben den spekulativen Tendenzen der Paracelsisten des 16. und 17. Jahrhunderts stoßen wir auf einen eher pragmatischen Grundzug, wobei die positiven oder auch polemischen Aspekte deutlicher heraustreten, sich Versuche zu einer Synthese bemerkbar machen, ohne daß jeweils eine klare Zuordnung der einzelnen Vertreter zu bestimmten Positionen möglich scheint. Zahlreiche Autoren des 16. Jahrhunderts bereits bemühten sich um einen theoretischen Ausgleich zwischen den Galenisten und Paracelsisten, so DANIEL SENNERT (1572-1637) in seiner Schrift: „De chymicorum cum Aristotelicis et Galenicis consensu et dissensu", so vor allem auch, in bewußter Weiterbildung des Paracelsischen Gedankengutes, JOHANN BAPTIST VAN HELMONT (1577-1644).

In VAN HELMONTS vitalistischer Pathologie klingen zwar die Grundbegriffe und Zielvorstellungen HOHENHEIMS noch deutlich nach; auch in seiner Rezeptur bedient er sich Paracelsischer Arzneistoffe. Gleichwohl stehen wir hier bereits an einem Übergang der chemiatrischen in jene iatrochemische Richtung, wie sie bald schon exemplarisch von FRANZ DE LA BÖE, genannt SYLVIUS (1644-1672), vertreten wurde. Hier entwickelte sich bald schon – mit der Anwendung chemisch-pyhsikalischer Methoden auf die Biologie und Pathologie – eine Humoralpathologie auf fermentativer Basis. Für diese „neue Chemie" aber, die aus der einfachen „alchimia" eine „chemical philosophy" (DEBUS, 1977) entfaltet hatte, diente allenthalben PARACELSUS, wenn auch kaum zu Recht, als Kronzeuge.

Bereits im 17. Jahrhundert konnte der arabische Leibarzt IBN SALLŪM ein medizinisches Buch „Ġāyat al-itqān" schreiben, in dem er die „neue Chemie" des PARACELSUS verwertet. Es heißt dort nach einer Erklärung der Alchimie im allgemeinen: „Dann aber kam der Germane PARACELSUS; er gab der Kunst die Chemie eine neue Zweckbestimmung und machte sie zu einem Teil der Kunst der Medizin und nannte sie auf Lateinisch Spagytia. Das bedeutet ‚Sammlung und Zerteilung der Verschiedenheiten'. Dieser Ausdruck gilt speziell für die Kunst der chemischen Medizin". BARĀKALSŪS wird hier schon gepriesen als „Oberhaupt der Meister dieser Kunst", der neuen chemischen Medizin (ULLMANN, 182f.).

Was es mit der uns hier vor allem interessierenden Universal-Medizin auf sich haben könnte, wird von JOHANN FRIEDRICH HELVETIUS, einem Alchimisten des 17. Jahrhunderts, in einem kunstvollen Dialog zwischen einem „Elias Artista" und dem „Medicus" beschrieben. Gefragt wird, warum wohl die meisten Menschen vor der Zeit „aus dem höchst süßen Licht dieses Reichs in die finstere Erde der Sterbenden wandern müssen", und ob es denn kein Mittel gebe, „dem sterblichen Leibe der Menschen die Gesundheit wieder zu ersetzen" und somit das Leben „bis auf den fatalen Termin", den Tod nämlich, zu erhalten?

Hier preist nun der Alchimist dem Arzt jenen „medizinischen Nektar" an, den keine „Galenische Kur" und keine „Paracelsische Tinktur" zu vermitteln in der Lage sei. Der Medicus freilich vermag nicht an eine solche Universal-Medizin zu glauben, weil er zu sehr die elementare Struktur des Organismus kennt und die daraus entspringenden vier Temperamente, die alle Krankheit bestimmen und so auch jedes Heilmittel ändern. Außerdem habe man bei jedem ärztlichen Eingriff das Lebensalter zu berücksichtigen, ferner das Geschlecht, die jeweilige Konstitution und Disposition „und viele andere Umstände", die alle wiederum den noch so „wunderbaren Effekt der Universal-Medizin" aufheben müßten.

Dieser vulgären Ansicht der Ärzte gegenüber weiß nun der Alchimist ELIAS auf den eigentümlichen „modus operandi" dieser Universal-Medizin hinzuweisen und auf den großen Unterschied zum „partikularen Medikament", das lediglich „an Elementen und Temperamenten angreift". Die „universale Medizin" dagegen erneuert die edleren „spiritus vitales", nicht die banale Säfteverfassung; sie steht daher in einer besonderen Harmonie und Sympathie mit der Ganzheit des Leibes, jener „integritas", welche wiederum nichts anderes ist als ein Bild der Gesundheit. Mit der Erfrischung der Lebensgeister aber wird die unterdrückte Gesundheit wieder aufgeweckt. Die Universal-Medizin ist daher „das herrlichste Praeservativ", Garant der Vorsorge und Schutz vor allen Krankheiten.

Im Jahre 1582 erschien bei SAMUEL APIARIO in Basel ein Traktat „Pandora" mit dem Untertitel: „Das ist die Edelste Gab Gottes, oder der Werde vnnd Heilsamme Stein der Weisen, mit welchem die alten Philosophie auch Theophrastus Paracelsus, die vnuolkomene Metallen, durch gewalt des Fewers verbessert: sampt allerley schädliche vnd vnheilsame Kranckheiten, jnnerlich vnd eusserlich haben vertrieben. Ein Guldener Schatz, welcher durch einen Liebhaber dieser Kunst, von seinem Vntergang errettet ist worden, vnd zu nutz allen Menschen, fürnemlich den Liebhabern der Paracelsischen Artzney, erst jetz in Truck verfertiget" (vgl. SUDHOFF, 1894). Ganz ähnlich kommen im „Rosarium Novum Olympicum et Benedictum" (Basel 1608) des BENEDICTUS FIGULUS unter dem Titel „De Lapide Philosophorum" abermals die „Arcana Paracelsi" zur Darstellung.

Mit OSWALD CROLLS „Basilica chymica" (1609) schließlich haben wir ein frühes Standardwerk der Chemiatrie vor uns, das immer wieder ergänzt und vertieft wurde. Unter Berufung auf PARACELSUS wird hier betont, daß alle Vorschriften „durchs Feuer", das heißt experimentell erprobt sein müssen. OSWALD CROLL (um 1560–um 1609) wirkte zuletzt am Hofe KAISER RUDOLF II. in Prag und schrieb dort seine „Basilica chymica", ein umfassendes Lehr- und Handbuch, das sich in seinem ersten Teil zu den Grundsätzen der Paracelsischen Heilkunde bekennt, im zweiten Teil die Rezepte bringt und im dritten Teil eine ausgebaute, auf HOHENHEIM sich stützende Signaturenlehre.

Deutlicher wohl imponiert die neue Richtung bei JOHANNES HARTMANN (1568–1631), Professor für Rhetorik und Mathematik in Marburg, wo er im Jahre 1611 den ersten Lehrstuhl für „Chymiatrie" erhielt und für die jungen Ärzte bereits ein eigenes Laboratoriumspraktikum schuf. 1633 erschien seine „Praxis chymiatrica", 1634 eine kommentierte Ausgabe der „Basilica chymica" CROLLS, womit erstmals ein Standardwerk chemiatrischer Rezeptur vorlag.

Mit dem 17. Jahrhundert beginnt dann eine einschneidende begriffliche Unterscheidung zwischen dem „Kosmos", als der Vision einer geordneten Ganzheit, und der „Welt" (mundus) als einem zu erfahrenden „Universum". Im „Novum Organum" (1620) des FRANCIS BACON wird schließlich das Experiment, als „absichtliche Erfahrung", eindeutig abgehoben gegen alle empirische Zufallsbeobachtung. Richtschnur im Aufbau der neuen Erfahrungs-Wissenschaft bleibt aber immer noch die Natur mit ihrem zielgerichteten Handeln. Selbst bei VICO noch wird in dieser „Magia naturalis" der größere Wirkungsreichtum menschlicher Natur gesehen, eine vielschichtige Matrix menschlicher Anlagen, und damit der zentrale Fokus auch humaner Gestaltung, das Feld aller Kultur.

Um einen methodischen wie ideologischen Ausgleich waren zahlreiche Nachfolger des PARACELSUS bemüht, wobei sie es verstanden, die Elemente des Neuen möglichst optimal in den Bestand bewährter Traditionen einzubauen. Jenseits aller spekulativen Ideenentwürfe und über den pragmatischen Habitus hinaus stoßen wir auf eine Gruppe von Eklektikern, die kritisch das bewährte Alte mit den gefundenen Innovationen zu verbinden trachtet, wobei die „alchymische" Richtung – diesmal im Paracelsischen Sinne – nicht nur die Basis der neuen Medizin bildet, sondern auch den Schlüssel zu den anderen Wissenschaften von der Natur liefert. Beobachtung und Versuch liefern hierfür die Grundlage, während die strengere mathematisch-experimentelle Methodik noch durchgehend außer Acht gelassen wird.

KONRAD GESSNER (1516–1565), einer der letzten großen Universalgelehrten, distanzierte sich zwar von dem unsteten Lebenswandel des THEOPHRASTUS VON HOHENHEIM, um dann aber hervorzuheben: „Ich höre jedoch, daß er allenthalben viele hoffnungslos Kranke kuriert und bösartige Geschwülste geheilt hat. Er verstand sich nämlich auf die Chemie, mit deren Hilfe er Tränke, Säfte und Öle – vor allem von Antimon – und andere wundersame Medikamente zubereitete" (in: Chirurgia, Zürich 1555, f. 408^r).

Differenzierter gibt sich des HERMANN CONRING Schrift „De calido innato sive igne animali" (Helmestadii 1647), der wenig später der Traktat „De hermetica Aegyptiorum vetere et Paracelsicorum nova medicina" (Helmestadii 1648) gefolgt ist. Nach einem Rückblick auf die „Hermetica medicina" der Ägypter, der Geschichte einer alchymisch orientierten und magisch praktizierenden Medizin, baut CONRING seine „nova medicina" auf folgende vier Säulen auf: die „theologia", eine „naturalis philosophia", die „astrologia" und die „magia". Wir finden interessante Vergleiche zur „Paracelsica medicina" und ihrer charakteristischen Krankheitslehre, wonach die „fünf Entien" als die spezifischen Krankheitsursachen bezeichnet werden (vgl. p. 195: „die quinque entibus (ita appelat causas efficientes) morborum"). CONRING kommt abschließend zu einer kritischen Gegenüberstellung der hermetischen Heilmittel (Mineralien, magische Prozeduren) mit den traditionellen (Pflanzenheilkunde).

Auch für JOHANNES OTTO HELBIGIUS mit seinem „Introitus in veram et inauditam Physicam" (Heidelberg 1680) ist die „Physica" – als das Gesamtwissen von der Natur und als die Wissenschaft vom Heilen – eine Art von Iatromagie, wobei die Auseinandersetzung mit PARACELSUS bereits deutlich rationale Züge trägt, so wenn es heißt: „Chimia incepi; multum per Medicam adjutus sum praxin". Hier findet sich bereits der Begriff einer „Chemia Medica" vorgezeichnet, der aber immer noch in eine universelle Elementenlehre eingelagert ist.

Von PARACELSUS ging vielfach lediglich ein Impuls aus, chemische Vorstellungen nun auch auf die Lebensprozesse anzuwenden. Diese Vorstellungen wurzelten weitgehend in einer archaisch-mittelalterlichen Kosmologie und lieferten ein Modell, das mit den damaligen Arbeitsmethoden weder zu falsifizieren noch zu rektifizieren war. Es sind keineswegs Methoden und Erkenntnisse der neuen Naturwissenschaft, denen PARACELSUS vorgearbeitet hat; es sind eher die Ideen, die Anstöße, die Impulse, die mit dem Namen „PARACELSUS" über die nachfolgenden Jahrhunderte hinaus weiterwirkten.

Wir werden in der Gestalt des PARACELSUS weder einen Prototypen der „neuen Wissenschaft" erwarten dürfen noch einen Nachläufer autoritativer Lehren des Mittelalters. THEOPHRASTUS VON HOHENHEIM ist seinen eigenen Weg gegangen, und er wird von seinen „Nachfolgern" her nicht zu verstehen noch zu erklären sein. Wir können in diesem Punkte WALTER PAGEL nur zustimmen, wenn er konstatiert: „Paracelsus steht vor uns als ein Kosmos eigener Art, wo es keine Vorgänger und Nachfolger gibt" (PAGEL (1980) 18).

Was sich ins 18. Jahrhundert fortpflanzt und dort stürmisch weiterentwickelt, sind vor allem die Traditionen der klassischen Hermetik: neben der Medizin und der Alchemie nicht zuletzt auch die Mystik. Hingewiesen sei nur auf JACOB BÖHME, die Rosenkreuzer, die Theosophie und andere gnostische Strömungen voll eigenständiger Spiritualität –, eine höchst charakteristische, ungemein faszinierende Entwicklung, die indes nicht mehr in unseren Themenkreis gehört.

Teil 2
Die fünf Wesenheiten

Vorbemerkung

Wir fanden einleitend den Arzt verloren in einem gewaltigen Irrgarten, dem „Labyrinthus medicorum errantium". Wir hatten uns mit PARACELSUS gefragt, wie man wohl herauskommt aus diesem Labyrinth, und wie man wieder an die Wirklichkeit der Dinge herankommt. Wo hätten wir denn noch wahrhaftig *das* Auge für *die* Welt? Denn die Augen als solche - so PARACELSUS -, sie verhelfen nur zum „Experiment" und eben nicht nur „Experienz" (XI, 192). Erst wenn Denken und Wahrnehmung zu einer Verbindlichkeit kommen, werden sie eine „Scientia".

Bei diesem immer intensiver werdenden Umgang mit Scienz und Experienz aber, da erfährt man, wie viel später, aber aus gleichem Geiste, der junge GOETHE auf seiner „Reise in die Schweiz" (1797) notiert hat, „daß eine vollständige Erfahrung" die Theorie bereits in sich enthalten müsse. Und noch einmal und gesteigert in GOETHES „Maximen und Reflexionen", wo es - so ganz Paracelsisch - heißt: „Es gibt eine zarte Empirie, die sich mit dem Gegenstande innigst identisch macht und dadurch zur eigentlichen Theorie wird" - eine an Tiefsinn kaum auszulotende Bemerkung, die sich ihres Ranges durchaus bewußt zeigt, wenn GOETHE schließt: „Diese Steigerung des geistigen Vermögens aber gehört einer hochgebildeten Zeit an"! Sie ist eben eine Sache des Niveaus!

Auf diesem theoretischen Niveau erst - so will es uns scheinen - werden wir die Einbezogenheit des Menschen in die Welt diskutieren können, eine wahrhaft anthropologische - und mehr noch kosmologische - Fundierung alles ärztlichen Denkens und Handelns, ein Leitfaden, der allein herauszuführen vermag aus dem Labyrinth.

In seinen Studien zum Neuen Materialismus hat ERNST BLOCH neuerdings die These aufgestellt, daß man sich nicht nur auf den Menschen als Frage und die Welt als ausstehende Antwort verstehen müsse, „sondern vor allem auch auf die Welt als Frage und den Menschen als ausstehende Antwort". Auf beide - wenn auch weniger in Dialektik als im Dialog - hat sich PARACELSUS verstanden!

Wenn PARACELSUS vom Menschen spricht - und er spricht immer vom Menschen -, dann meint er die ganze Welt. Wenn er seine Welten schildert, beschreibt er nichts als den Leib. Diese leibhaftige Wirklichkeit ist nicht blind, und sie ist nicht stumm: Sie erscheint augensichtlich im Licht der Natur; sie macht sich vernehmbar vernünftigen Organen; wir durchlaufen sie auf allen Wegen der Erfahrung und erkennen die Zeichen.

„Wir Menschen auf Erden erfahren alles das, was in den Bergen liegt durch die äußeren Zeichen ... ebenso die Eigenschaften der Kräuter und Steine. Und nichts ist in der Tiefe des Meers, in der Höhe des Firmaments: der Mensch vermag es zu erkennen!" Jede gewachsene Frucht hat ihr Zeichen, so auch der Mensch. „Und die Natur ist der Fabricator in die Figur; so gibt sie die Form, die zugleich das Wesen ist, und die Form zeiget das Wesen an" (XII, 176).

Mit der Natur die Form und das Wesen zugleich zu fassen, das ist sicherlich nicht einfach! Ich will es versuchen, und immer nur aus der Sprache des PARACELSUS heraus, um mit seinen Schlüsselbildern den ausgebleichten Begriffen wieder Fleisch und Saft zu geben, unter Verzicht auf zusätzliche Erklärung oder eine historische Ableitung aus zeitgebundenen Systemen, die doch den PARACELSUS eher nur verdüstern oder erhellen.

PARACELSUS erklärt das Wesen des gesunden und kranken Menschen mit seinem Begriff der „Entia". Was aber ist nun ein „Ens"? Hierzu zunächst eine Umschreibung – mit des PARACELSUS Worten: „Ens ist ein Ursprung oder ein Ding, welches Gewalt hat, den Leib zu regieren". Dieses „Ding" gilt es zu erkennen, was nur möglich ist, wenn man es in seinen „fünf Aspekten" betrachtet, fünf Prinzipien, von denen jedes in der Lage ist, den Leib zu verderben oder genesen zu lassen. Wenn ein Arzt diese „fünf Ursprünge", diese Wesenheiten, und zwar jedes für sich wie in ihrem inneren Zusammenhange *nicht* sieht, dann bleibt er ein Blinder; „denn kein Ens nimmt eines anderen Kur an" (I, 172).

Um diese Entia zu verstehen, „welche die sind, die uns unseren Leib zwingen und gewaltig nötigen", sollten wir in aller Kürze die Gliederung dieser fünf Wesenheiten nachkonstruieren. Der erste Aspekt wird genannt „Ens astrorum" und meint des Gestirnes Kraft und Wesen, die gewaltig sind über unserem Leib und denen wir einfach unterworfen sind. Dies ist keineswegs als astrologische Determinierung zu verstehen, sondern als ein Wissen davon, wie elementar der Natur Ordnung verknüpft ist mit einer Ordnung der Zeit und ihrer Geschichte. Das zweite heißt „Ens veneni" und ist jedem von uns einleuchtend, da wir wissen, wie rasch uns ein Gift umbringen kann, wie sehr wir auch ihm unterworfen sind, ohne uns wehren zu können. Der dritte Raum ist das „Ens naturale". Die Natur selber ist es, die unseren Leib kränkt durch Verirrung und durch „sein selbst zerbrechen". Der vierte Bereich liegt im „Ens spirituale": Gewaltige Geister schwächen unseren Leib und lenken die Krankheiten auf ihn. Damit ist der eher psychologische Aspekt gemeint, aber etwa auch die Bedeutung einer Suggestion. Daher die Sentenzen: Die Hand verletzt den unergriffenen Mann. Das Maul trifft den mit Worten, den du meinst. Alles geschieht durch ein Medium, „und das in Kraft des Geistes" (I, 224). Die letzte Perspektive für Krankheit und Heil schließlich ist „Ens Dei": Gott selber vermag unsern Leib auch dann noch zu kränken, wenn alle anderen Zustände „glücklich und gesund" sind!

In seinen „Sieben Defensiones" verteidigt PARACELSUS mit großer Energie die Originalität seiner neuen Konzeption, die er nicht verwechselt haben will mit der Denk- und Sprechweise der Scholastiker: „Man hat mir entgegengehalten, daß ich den Krankheiten neue Nomina gebe, die niemand erkenne noch verstehe, und warum ich nit bleibe bei den alten Nominibus?" Darauf die eindeutige Antwort: „Wie kann ich die alten Nomina brauchen, zumal sie nicht gehen aus dem Grund, aus dem die Krankheit entspringt!" (XI, 135).

Der Grund aber, aus dem die Krankheit entspringt, das ist für PARACELSUS kein einfacher, sondern ein fünffach gegliederter Grund, eine Seinsweise (ens) auf fünferlei Art. Mit den fünf Entien haben wir nichts weniger vor uns als den geschlossenen Lebenskreis des Menschen mit all seinen Lebenskrisen, und damit die anthropologische Konzeption einer Lebensordnung und Lebensführung in gesunden wie in kranken Tagen. Dem modernen, axiomatisch reduzierten und monokularen Denken gegenüber entwirft PARACELSUS eine großangelegte Kategorientafel des ärztlichen Denkens und Handelns und damit einen Leitfaden, der allein herauszuführen vermag aus dem Labyrinthus.

Die erste Kategorie nennt PARACELSUS – um es zu wiederholen – das „Ens astrorum", ein gleichermaßen kosmologisches wie historisches Gerüst, das den Menschen in seiner Umwelt und mit seiner Geschichte umfaßt und das uns zeigt, wo und wie der Mensch im ökologischen Verbundsystem eines Miteinander existiert. Mit dem zweiten Feld, dem „Ens veneni", sind wir einem Gegenüber konfrontiert, das nützen, aber auch vergiften kann, das als toxische Situation Schaden stiftet, bei einer Beherrschung der Umwelt aber unendlichen Segen verspricht. Der dritte Punkt ist uns allen geläufig: das „Ens naturale", jener natürliche, konstitutionsbedingte Lebenslauf von der Wiege bis zur Bahre, der unsere Individualität ausmacht und unsere Individuation anspornt. Eng damit verknüpft ist das „Ens spirituale", das Feld der geistigen und damit personalen wie sozialen Begegnungen, das der Paracelsusforscher JOHANN DANIEL ACHELIS lapidar als die Kategorie des „Du" bezeichnet hat. Dahinter aufstrahlend, aber deutlich vom profanen Bereich getrennt, steht das „Ens Dei", der Mensch in seinem personalen Verhältnis zum Absoluten.

Gehen wir diesen fünf Dimensionen in einem nun wirklich geschlossenen Kategorialsystem der Medizin noch einmal im einzelnen und nun schon ausführlicher nach –, und immer möglichst nahe an den Texten, an Quellen erster Hand!

Als die erste Kategorie unserer existentiellen Verfassung beschreibt PARACELSUS das „Ens astrorum", womit keineswegs das Wirken der Gestirne auf das irdische Geschehen gemeint ist, sondern eher das gleichermaßen historische wie kosmologische Gerüst, das den Menschen in seiner Umwelt und mit seiner Geschichte bestimmt und trägt. Wir haben nicht nur den „leiblichen Lauf der Natur" kennenzulernen, sondern auch den „Lauf des Himmels" in uns. Auf diesen „Eingang des Himmels in uns sollten wir achten und uns bereit halten, daß dieser Himmel sich „in uns solle leiben". Nur so erfahren wir die Gesetzlichkeit der Zeit, nur so „des Himmels Inwurf". Der Mensch mitsamt seiner Geschichte ist eingespannt in ein großes kosmisches Geschehen. Die Welt begegnet uns nicht nur als Umwelt oder Erbwelt; zur Welt der Natur tritt eine ganze Welt an Zeit, an Werden und Vergehen, an Geschichte und Schicksal. Jeder von uns hat seinen eigenen Zeit-Raum und darin viel tausend Wege; jeder reift zu seiner Vollendung. Im Prozeß dieser wachsenden Zeit erst gewahren wir den vollen Reichtum der Wirklichkeit, „ohn' Unterlaß bis zum End' der Welt".

Mit der Zeitstruktur wird letztlich aber auch der uns gesetzte „Termin" verstanden und die fundamentale Zerbrechung in den Dingen erklärt, die mögliche Umkehrung und Veränderung aller Naturkräfte, jene Austilgung und Unterdrückung der ursprünglichen Natur, die das Pathische der menschlichen Existenz verständlicher macht und die Faktizität des Todes markiert. „Die Zeit ursachet die Fäule"; sie zeigt das Pathische unserer Existenz in seiner vollen

Dramatik, sie weist hin auf den endgültigen Termin im Tode. Der Arzt muß daher in allem „die Zeit bedenken, damit er die Zeit wisse, wie er sich wehre und herrschen wölle womit. Nicht daß genug sei, den heutigen Tag zu beachten, sondern auch den morgigen Tag und alle zukünftige hernach von Punkten der Stund bis in den Terminum, und in der Zeit sehen, was dem doch zu tun sei" (IV, 495).

Was in unserer befristeten Zeit in der Welt zu tun sei, zeigt die zweite Daseinsverfassung, das „Ens veneni", die Wesenheit der Gifte. Gott hat zwar alle Dinge der Welt in bezug auf sie selber vollkommen gemacht, sie aber unvollkommen gelassen in bezug auf ihren gegenseitigen Nutzen. Denn je nachdem Bezugssystem kann alles „Gift" bedeuten: „Allein die Dosis macht's, daß ein Gift kein Gift sei". Um mit diesen Giften – im Nahrungsmittel, im Arzneimittel, in allen Lebensmitteln – fertig zu werden, braucht der Mensch einen Beschützer.

Um mit diesem toxischen Dunstkreise fertig zu werden, braucht der Mensch nun einen Umweltschutz, den „Alchimisten", der das Gift vom Guten scheidet. Nicht nur die Medikamente mit ihren toxischen Substanzen hätten somit ihren ständigen Begleiter, die Nebenwirkungen, auch die Nahrungsmittel als solche sind bereits von solchen unerwünschten Begleiterscheinungen imprägniert, eine immer unheilvoller werdende toxische Landschaft, die energisch umfassende Gegenmaßnahmen auf den Plan ruft. Denn die Welt der natürlichen Stoffe ist uns zwar gegeben; aber sie ist noch nicht bis zu ihrem Ende aufbereitet; sie ist durchweg noch in den Schlacken verborgen. Daher ist es die Aufgabe der Alchimia, der „Kunst Vulcani", das Unnütze vom Nützlichen zu tun, um die Welt in ihre „ultima materia" und damit in ihr heiles Wesen zu bringen. Die Natur selbst

DIE FÜNF ENTIEN

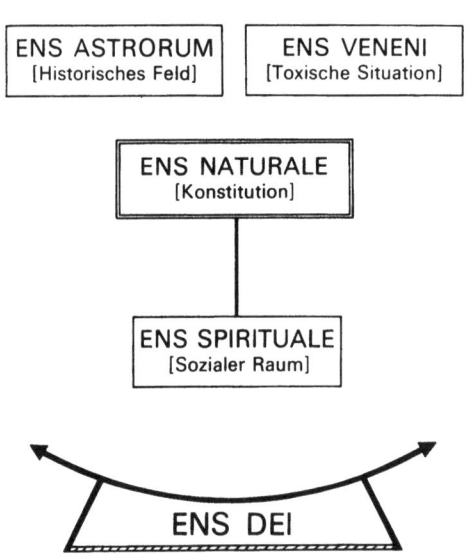

ENS ASTRORUM
[Historisches Feld]

ENS VENENI
[Toxische Situation]

ENS NATURALE
[Konstitution]

ENS SPIRITUALE
[Sozialer Raum]

ENS DEI

gibt nichts an den Tag, das an seiner Statt schon vollendet wäre: „Der Mensch muß vollenden. Diese Vollendung heißt Alchimia".

Soweit zur Einstimmung in das Reich der „fünf Fürsten", die unser Dasein regieren, wozu nun selbstverständlich auch die „Natur" tritt und die „geistige Welt", der wir uns bald im einzelnen zuwenden müssen. Alle Bereiche aber werden dann noch einmal überhöht durch das „Ens Dei", das uns alle verpflichtende absolute Bezugssystem (vgl. Schema!).

I. Von der Natur des Menschen

1. Das Bild von der Welt und vom Menschen

Die Welt erscheint bei Paracelsus zunächst auf dem traditionellen Hintergrund des scholastischen Elementargefüges. Die vier Elemente sind es, die als Luft und Wasser, als Feuer und Erde die Weltstoffe gliedern und ihre kosmischen Funktionen vermitteln –: ein weltenweites Signaturensystem in einem omnivalenten Entsprechungsnetz!

Aus dem Wasser ward im Ursprung die Welt. Wasser war die archetypische Matrix des Kosmos und aller seiner Geschöpfe, „als wär's ein Sack, in dem alle Samen wären und würden gesät, so wächst ein jegliches Genus und Species in seine Art und Eigenschaft" (III, 41). So ward Leben in Fülle gesät auch über diese Erde.

Inmitten der Erde aber steht der Mensch, an Statur zwar klein, an Kräften seines geistigen Vermögens jedoch gewaltig. Er spannt sich aus in die Elemente und hält sie und wird von ihnen unterhalten. Er steht da wie ein Mann, der ein Netz in seiner Hand hält und dieses bewegt. So hatte Hildegard von Bingen ihren Kosmosmenschen beschrieben; mit nahezu gleichen Worten stellt Paracelsus ihn vor: „So bedenket, wie groß und wie so edel der Mensch geschaffen ist und wie so groß seine Anatomie begriffen wird" (VIII, 180).

Und in der „Heilkunde" der heiligen Hildegard lesen wir: „O Mensch, so schau doch den Menschen an: Der Mensch hat Himmel und Erde und die ganze Welt in sich und ist doch nur eine Gestalt!" Keinem Intellekt wäre es möglich, den Bau seines Leibes und das Maß seiner Vermögen auszudenken. Zu begreifen ist der Mensch nur als ein Kosmos, als „forma una", und alles ist bereits in ihm (in ipso omnia latent).

Damit ist der große Bogen der Schöpfung vorgezeichnet. „Also hat nun Gott den Sternen den Lauf gegeben, daß sie geworfen werden von der Hand Gottes in den Kreis des ganzen Firmaments, ein jeglicher Stern in seinen Kreis und Gang". Nichts in diesem Kreislauf darf feiern, alles ist in täglicher Übung, um die Natur wach zu halten. „Denn da feiert kein Stern; kein Stern stehet stille, sind alle in täglicher Übung, auf daß sie die Natur aufwecken und treiben in tägliche Wirkung". Nichts steht still, alle Dinge werken für und für. „Also feiert nichts in der Natur, ist alles in Übung von Stund zu Stund, von Tag zu Tag, von Nacht zu Nacht" (XIII, 147).

Der Mensch steht in diesem permanenten Schöpfungsprozeß einer „creatio continua" als das letzte Geschöpf, weshalb man auch über ihn nicht sinnvoll reden kann, ehe nicht das ganze Universum beschrieben wurde. Ist doch der

Mensch ein „Sohn der ganzen Welt"! Alle Geschöpfe sind aus Nichts gemacht, der Mensch aber aus Etwas, aus dem „limus terrae" der großen Welt, jenem Auszug aus dem Firmament und seinen Elementen.

Immer wieder beschreibt PARACELSUS mit dichterischen Worten diese eigentümliche „Compositio humana". „Darum soll der Mensch bedenken, wer er sei auf diesmal und was er noch werden muß und sein soll. Denn die Komposition der Menschwerdung ist groß und aus vielem zusammengesetzt in eine Bildung, wie denn hernach folgen wird, je länger, je verständiger. Denn es ist nit ein gemeiner Verstand vom Mensch, zu wissen, was er doch sei an sich selbst, sondern wer sich selbst recht lernet erkennen, von wannen er kommt und wer er doch sei" (XII, 297).

Aus dem leiblichen Gefüge heraus gewinnt das Licht der Natur seine innere Strahlkraft. In diesem Licht der Natur hat der Mensch die Augen, zu sehen die Dinge, zu erkennen das Wesen: auf daß er „wisse und nit wähne"!

Mit diesen leibhaftigen, lichtvollen Bildern ist zunächst einmal ein grandioses Fadenkreuz um Mensch und Welt gespannt. Die erkenntnistheoretischen Kriterien dieses Weltbildes sind so großzügig wie eindeutig. In seinen theologischen Schriften, so im Traktat „Vom Fasten", hat PARACELSUS klar zum Ausdruck gebracht, er wolle nur das niederschreiben, was der Heiligen Schrift gemäß und dem Licht der Natur nicht zuwider sei, um einzig und allein das zu seiner Wissenschaft und Kunst zu machen, „was aus göttlicher und natürlicher Philosophie wohl gegründet" (II/II, 424).

Alles aber, was sich in diesem Licht erkenntlich macht, das ist - mit einem Wort - Leib! „Alle Dinge, die Gott geschaffen hat, die hat er in der Korporalität gleicher Prozesse ausgeführt" (III, 38). Die gleichartige substantielle Zusammensetzung der Stoffe, sie bedingt geradezu gleichgerichtete Funktionen. Struktur und Funktion bilden ein einheitlich geschlossenes, ein leibhaftiges Bedeutungskontinuum, eben die Ordnung der Natur!

Das alles ist noch die gute alte Überlieferung vom Makrokosmos und Mikrokosmos, ein Weltbild, mehr noch eine Bildwelt, die Jahrtausende gebildet hat mit unermeßlichen Entsprechungen zwischen einer großen und der kleinen Welt, eine „signatura mundi", der auch PARACELSUS nur neue Lichter und neue Farben aufzusetzen vermochte.

Dann aber kommt über diese Bilderwelt etwas entscheidend Neues, die eigentliche Wendung zur Neuzeit, die weder in der kopernikanischen Wende zu sehen ist noch im spekulativen Optimismus rechnender Mechaniker, die im Grunde eine anthropologische Wende darstellt: Der Mensch tritt jetzt ins Zentrum der Welt! Sein Leib wird zum Symbol eines Bildnisses und aller Bildung. Der Kosmos Anthropos, wie ihn NIETZSCHE später nennen sollte, er ist entdeckt.

Und auch hier hatte HILDEGARD VON BINGEN - die rheinische Seherin vom Rupertsberg, die PARACELSUS als „prophetissa teutonica" kannte, als „Jungfer Hiltgart" - den entscheidenden Zug schon vorweggenommen und damit jener großartigen Philosophie des Leibes die Bahn vorgezeichnet, die von der abendländischen Geistesgeschichte erst noch zu entdecken wäre. Und wenn PARACELSUS sagt, daß Gott aus der irdischen Matrix den Menschen schuf, „auf daß seinem Geist eine Behausung im Fleische werde" (IX, 191), dann ist dies ganz die

Sprache der HILDEGARD, die in ihrem „Liber Vitae Meritorum" vom gleichen
Geheimnis gesprochen hatte: „Denn diese Erde ist der Grundstoff des Werkes
Gottes am Menschen, der wiederum die Materie bildet für die Fleischwerdung
Gottes" (LVM IV, 29).

Mit dieser neuen Erfahrenheit eines Ganzen der Welt aus dem Grund und
Geheimnis der Gottheit ist PARACELSUS herausgetreten aus der kosmischen
Sicht des Mittelalters. Die blinde Welterfahrung ist erwacht für den Reichtum
der spezifischen Möglichkeiten. Nicht Stoffe und Strukturen sind die Elemente
mehr, kein totes Material, aus welchem das empirische Interesse des Naturforschers seine Erfahrungstatsachen ableitet. Die Elemente selber beginnen zu
leben im Fluidum von Äther und Erde, von Feuern und Wassern über dem
Abgrund.

In diesem Licht der Natur ist nun wirklich des Menschen Leib ein Kosmos
für sich geworden: „das leiblich Firmament"! Und wie man in der großen Welt
die Läufe des Firmaments bis auf den kleinsten Punkt kennt und wie man die
Erde studiert mit allen ihren Gewächsen und um die Elemente weiß und alle
Wesen, so sollte man „auch im Menschen verstehen und wissen: daß im Menschen das Firmament ist mit gewaltigem Lauf leiblicher Planeten, mit Sternen,
die da geben Erhöhungen, Verbindungen, Widersätzlichkeiten und dergleichen
mehr, wie ihrs nennet nach eurem Verstand" (I, 203). Alle Lehre vom Firmament, sie ist im Grunde nur ein Hinweis mehr auf diesen leiblichen Himmel mit
seinen galaktischen Systemen eines intermediären Stoffverkehrs, einem wahrhaftigen Endokosmos!

Wie aber nun die Erde mit mancherlei Gezier geschmückt ist und vielerlei
Wesen hat, so hat Gott auch den Leib in seiner Vielschichtigkeit organisiert, viel
weiter noch und weitaus mehr als die Erde: da „der Mensch wie die ganze Erde
ist und alle die Art der Wasser und aller Luft Eigenschaften und voll des ganzen
Laufs der Himmel, und noch subtiler und größer ist als diese alle!" In der elementaren Welt finden wir wieder die Figur des Menschen, und was da draußen
in der Natur geschieht, „das ist ein Spiel, das ebenso im Menschen geschieht,
einem Traum gleich, der das Vorspiel gibt, aber das Werk nit, das Werk aber
geschieht also" (I, 52).

Und nun entfaltet PARACELSUS eine gigantische dramaturgische Landschaft,
in der die Elemente der Welt ihr Spiel mit dem Menschen beginnen und bestimmen: „Denn die Elemente und der Mensch sind näher und befreundeter als
Mann und Weib. Das macht die Konkordanz der Union, so die Elemente gegenüber dem Menschen haben, wie auch die Diskordanz, wie sie Frau und Mann
gegeneinander haben" (XI, 178). Alle Elemente der Welt, sie sind auch im
Menschen, und alles ist eine Aktion, eine einzige elementare Interaktion, und
genau so dramatisch inszeniert wie in der Dualunion von Mann und Frau.

Mit diesem Bild des Mikrokosmos wird der Mensch in seiner Natur und mit
seiner Geschichte leibhaftig in den Raum gestellt: wahrhaftig eine Welt an
Erfahrenheit! Indem wir diese seine Gestalt beschreiben, tritt sie leibhaftig in
Erscheinung mit ihrer personalen Existenz. Mit dem Wissen um diese Welt und
im Lichte solcher Natur erst ist die Voraussetzung gegeben für eine Anthropologie, für das Bild vom Menschen, mit dessen „Natur" wir uns zunächst eingehender zu befassen haben.

Wir werden Struktur und Funktion der „großen Welt" nicht aus den Augen verlieren dürfen, wenn nun von den Funktionen und Strukturen der „kleinen Welt" die Rede ist. Die Grundlinien dieses Bildes vom Menschen wollen nunmehr im einzelnen näher strukturiert sein.

Der Mensch allein steht frei in der Natur, ohne den natürlichen Samen, aus dem alle anderen empfindlichen Gewächse wurden. Der Mann, und auch die Frau, „sie sind ohne Samen und in freier Natur, in welcher kein samlich Wesen eingeboren ist" (I, 253). So lebt der Mensch nicht im Samen der Natur, sondern im Lichte der Natur. Nicht durch seine vorbestimmte Natur begehrt der Mann eines Weibes, sondern allein durch das Objekt, das ihm begegnet. „Wenn nämlich ein Mann eine Frau sieht, das ist das Objekt". Ihm steht es frei, diesem Objekt zu folgen oder auch nicht. „Denn Gott hat dem Menschen die Vernunft gegeben, damit er weiß, wie die Begierde sei" (I, 254).

Drum gab Gott dem Menschen den Samen „in seine Spekulation" und „in das Objekt", das die Spekulation anzündet. Damit aber sind die wichtigsten anthropologischen Aspekte einer Geschlechtslehre herausgestellt, die so auffällig der Sexualtheorie einer HILDEGARD VON BINGEN gleichen. Der Mensch lebt nicht aus dem Trieb eines „Samen", sondern aus der Begegnung im „Objekt"; er ist ein „opus alterum per alterum". Des Menschen Vernunft leitet die Begierde; auch in seinem Geschlechtsvermögen und gerade hier blüht auf die Vernunft. Libido und Potenz vereinigen sich in einem personalen Akt, der im Licht der Natur Leben zeugt. Damit aber ist das Verhältnis gegeben: „wie ein Mann gegenüber einer Frau ist und sie ihm gegenüber".

Es ist ganz gewiß kein Zufall, daß die anthropologische Fundierung sehr konkret mit dem Verhältnis von Mann und Frau eingeleitet wird, wie auch nicht von ungefähr später immer wieder das Verhältnis von Leib und Seele diskutiert wird. Und so weiß denn PARACELSUS auch ausführlich zu begründen, warum Gott den Mann haben will als Mann und die Frau als Frau –: „und will sie nit haben wie einen Baum, in welchem Frau und Mann eins sind und ein Ding. Vielmehr will das Empfindliche haben ein empfindliches Gegenüber" (I, 257).

Das wird mit immer neuen Bildern und Kernsprüchen unterbaut: Aus dem Manne ist die Frau gemacht, „auf daß eine Konkordanz da sei". Aus der Seite Adams ist sie gemacht, „an die Seite gehört sie". Ein Fleisch und Blut sind sie beide: „daß sie einander nicht lassen können!" (XII, 44). So erklären sich Grund und Geschlecht des Menschen. „Da finden sich zwei Menschen am ersten Anfang, der Mann und die Frau. Aus denen zweien, so denken wir, daß alle Natur der Menschen kommt aus ihnen, alles das, was im Menschen ist von dem Vergänglichen seines Leibes" (I, 277).

Nur von dieser vergänglichen Leiblichkeit ist auch weiterhin die Rede, während alles Geistige, Seelenhafte, Übernatürliche vorerst ausgeklammert bleibt! Im Leiblichen erleben wir die vier Qualitäten, zwei zu Adam, zwei zu Eva. „Die Fröhlichkeit hat in Eva gelegen, und die Traurigkeit in Adam." So ein fröhlicher Mensch wie Eva war, wird nimmermehr sein. „Desgleichen: so traurig wie Adam gewesen ist, wird weiter kein Mensch geboren" (I, 280). Nach dem Sündenfall gar, schreibt PARACELSUS, sei Adam so traurig gewesen, daß er hundert Jahre lang keine Lust mehr empfand, die Eva zu beschlafen.

So tief wurzelt das Temperament in der Menschheit. Gott hat den Menschen aus der Matrix genommen und ihn zum Menschen gebildet, indem er ihm seine eigene Matrix gab, die Frau nämlich, und so sind ihrer zwei und doch nur eins. Erst beide zusammen ergeben als Partner den Menschen; sie sind, wie HILDE-GARD dies formulierte, ein „opus alterum per alterum". Die Frau ist das Acker-land, der Lebensbaum, der Mutterschoß: „Sie ist die Welt des Mannes" (IX, 194). Der Leib der Frau ist ein anderer, sie hat ein ander Amt, sie ist eine andere Welt. Beide zusammen aber ergeben erst den ganzen Menschen. „Wie könnte einer Feind der Frau sein – sie sei, wie sie wolle?" (IX, 29).

Aus diesem geschlechtlichen Grundverhältnis werden nunmehr weitrei-chende anthropologische Konsequenzen gezogen: In der Libido zweier Men-schen entzündet sich der Lebenssaft und wird zum Samen eines anderen. So geschieht das, bei Männern wie bei Frauen! In ihrem Liquor liegt bereits der ganze verborgene Mensch, der inwendige Schatten eines vollen Mikrokosmos: „und ist das Edelste im ganzen Leib und im Menschen" (I, 259). Nach dem Gesetz des „eins vom andern" werden Same und Sperma angezogen von der Matrix, wo dann das neue Wesen wächst. „Denn von zweien und nit von einem will Gott einen Menschen haben" (I, 264). Im Wachstum der Schwangerschaft wird die ganze Gliederung schließlich durchgeistigt: „Auf das folgt die Gebä-rung".

Soweit zu diesem Begriff „Matrix", mit dem PARACELSUS das Wesen der Frau zu fassen sucht, das nichts weniger ist als eine ganze autarke Welt. Der Kosmos, das war die erste Kreatur, der Mensch ist die zweite, die Frau nun die dritte Welt. „Sie ist die kleinste Welt und ist ein anderes denn der Mann und hat ihre eigene Anatomie, ihre Theorica", und folglich hat sie auch ihre „causes, rationes, curas" (IX, 178). Ja, sie hat auch ihre eigenen Krankheiten und demzufolge eine eigen-ständige Therapie.

Alles aber, was wir auf diesem Gebiet hören von Mißgeburten durch ein Versehen der Mutter, von den Zauberkräften der Imagination während der Schwangerschaft, oder daß gar das Gestirn einen Menschen fixiere, das alles wollen wir zwar gelten lassen, aber – sagt PARACELSUS überlegen – nur als eine „gute Fabel und einen kurzweiligen Schwank zu einem guten Trunk". Da sind der Narren gar viele, und es gibt ihrer gar mancherlei (I, 275).

Gezeigt werden soll mit dem werdenden Menschen und seinem Schicksal lediglich das Zergängliche und das Ewige. „Das Leibliche ist das, das dem Ewi-gen Aufenthalt gibt wie ein Wirt einem Gast." Und auch hier will PARACELSUS nicht viel Worte machen über „Leben und Herkommen der Seele", weil das nun mal nicht in unserer Experienz steht! Wir sind keine „blinden Redner", die aus der „Klugheit ihrer fliegenden Geister" über solche Dinge daherschwätzen (I, 277).

Nur was die Augen sehen und die Hände fassen – „wesentlich und sichtlich, greiflich und empfindlich" (I, 217), und so, „daß die Augen umherschießen und die Ohren in allen Winkeln hören" (XII, 268) – nur das ist Wirklichkeit des Menschen und Sinn aller Sinnlichkeit.

Und nur an einer Stelle hat diese Welt ein Loch, „daraus Gottes Hand aus dem Himmel in sie greift und macht in ihr, was Er will" (IX, 195). Nur unter diesem Aspekt eines „Ens Dei" hat der Mensch jenen Leib, der nicht aus dem

Limbus stammt, „sondern aus dem Atem Gottes" (IX, 117). Beides aber bleibt eine einzige Erlebniswelt, die Unendlichkeit da draußen und der ganze Reichtum hier drinnen. In beider Natur ist „ein Ding und ein Wesen" (VIII, 160).

Um diesen leibhaftigen „status hominis", der allein „die Höhe der Menschen antrifft", noch näher zu charakterisieren, spricht PARACELSUS von der „Ehe zwischen Leib und Seele", die erst das geistige Zusammenspiel unserer Existenz ermöglicht. Ein solches vergeistigtes Leben aber wäre gar nicht denkbar ohne den Leib. „Leib und Seele sind *ein* Ding!" Der Begriff Geist kann gar nichts anderes meinen als die Leibhaftigkeit existentiellen Zusammenseins. Leib und Geist müssen daher beide ganz lebendig gedacht werden: „denn die zwei geben *einen* Menschen" (X, 651). Das Leben und der Geist, sie wirken zwar alle Dinge, „sind aber *ein* Ding und nicht zwei" (XIII, 138). Und noch einmal und gesteigert: „Der Leib, die Seel, der Geist, die machen *einen* Menschen. So die drei beinander sind, so ist das Leben".

Und wie wir den ganzen Kosmos in lebendiger Bewegung gesehen haben, so nun auch das Universum des Leibes. „Denn nach dem rechten Grund zu reden, so ist der Mensch allein darum geschaffen, daß er der Natur Arbeiter sei, das zu tun, was Gott in sie gegeben, gelegt und geschaffen hat" (XII, 53). Daher soll der Mensch nicht feiern und nicht müßig gehen, nicht stille stehen, nicht saufen und huren, sondern in täglicher Übung bleiben, „zu erforschen die Heimlichkeit der Natur in allen den Gaben, die Gott in die Natur geschaffen hat" (XII, 59). Wohl muß der Philosophus mit der Kenntnis des äußeren Kosmos vorangehen, aber dann kommt der Medicus mit seinem Mikrokosmos. „So ist von etlichen wohl gesprochen worden, die da sagen: Wo der Philosophus aufhöret, da fanget der Arzt an" (XI, 185). Ohne dieses Wissen wird der Arzt wie ein Blinder von der Farbe reden: er wähnt lediglich; es träumt ihm das alles nur; er glotzt auf die „Goldenen Berge" von Hispanien oder wie ein Kalb auf „ein neu Tor" (XI, 186)!

Wer aber aus der Natur denkt und wer das einmal erfahren hat, „daß auf Erden dem Menschen für seine leibliche Seligkeit nichts Edleres sei, als die Natur zu erkennen und von ihr als vom rechten Grund zu philosophieren" (I, 244), der schaut aus sich selber heraus, und mit leibhaftigem Auge empfängt er das Licht.

Wie in einem überdimensionalen Koordinatensystem wird das Bild des Menschen sichtbar. Und wie die Sonne Himmel und Erde samt ihrem elementischen Leibe erleuchtet, „also leuchten die Augen ihrem Leib". „Also ist die Sonne das Auge seines Leibs, also einwirkend und zündend die Augen, so viel wie dem Leib not ist" (III, 471). So sieht es aus, das Licht in den Augen, das Auge in der Welt. „Das Auge ist das Organ der Weltanschauung", wie viel später, im gleichen Geist, ein ALEXANDER VON HUMBOLDT in seinem „Kosmos" schreiben sollte.

Die Dinge der Natur kommen nicht nur zur Erscheinung, sondern auch zu ihrer Enthüllung. Der Kräuter Kräfte sind unsichtbar, und sie werden doch aufgespürt. Die Tiere bleiben stumm, und doch bringt der Mensch ihr Wesen in Erfahrung. Also gibt es kein Ding, das nicht zu seiner Zeit offenbar würde. „Denn also will Gott, daß im Lichte der Natur dem Menschen nichts unerkannt bleibe. Denn alle Dinge, so in der Natur sind, sie sind von des Menschen wegen da. So es nun um seinetwillen geschaffen ist und der Mensch es ist, der dieses alles bedarf, so folgt nun auf das, daß er erforschen soll alles das, was in der Natur heimlich liegt" (XII, 149).

Das Entdecken der verdeckten Heimlichkeiten ist so augenscheinlich, daß PARACELSUS sagen kann, die Heilkunst steht nicht im Glauben, sondern in den Augen. Der Mensch wird erfahren über die große Welt, nicht aus dem Menschen selbst. Ihre Konkordanz erst macht den Arzt ganz, auf daß er die Welt erkenne und aus ihr auch den Menschen. Beide sind nur ein Ding und nicht zwei. So steht auch alle Arznei des Leibes sichtbar vor unseren Augen, und sie bedarf keines Glaubens (IX, 44). Die Natur schaut gleichsam in ihr eigenes Wesen "und hat ein Auge, das in alle ihre Heimlichkeit sieht" (XII, 152). Nichts soll verborgen bleiben und ohne Erfahrung sein: "es muß alles herfür, Geschöpf, Natur, Geist, Böses und Gutes, Außen und Innen, und alle Künste und Doktrinen, Lehren und was immer geschaffen ist" (XIV, 131).

2. Die drei Prinzipien des „Ens naturale"

Mit dem „Ens naturale" haben wir eine der wichtigsten, aber auch wohl schwierigsten Kategorien der „Theoretischen Pathologie" vor uns, eine Dimension, die von der neueren Wissenschaftsgeschichte einfach nicht zur Kenntnis genommen wurde. Wie gebannt starrt die moderne Paracelsus-Forschung immer noch auf die Paracelsisten des 17. und 18. Jahrhunderts, die das Schrifttum des PARACELSUS so entscheidend verfremdet haben, auf all die Pansophisten und Platonisten und Hermetiker, die erst von der Naturwissenschaft - als dem „harten Kern der Neuzeit" - aufgefangen und immer energischer verdrängt wurden.

Seit dem 16. Jahrhundert ist aber auch gerade die Kategorie des „Ens naturale" von der Pathologie immer ausschließlicher in den Vordergrund gerückt worden: Alle anderen Entien wurden als unwissenschaftlich deklariert und immer systematischer eliminiert, wofür die Wissenschaftsgeschichte des 17. und 18. Jahrhunderts eindrucksvolle Beispiele liefert.

Selbst RUDOLF VIRCHOW, der dem Paracelsischen Gedanken vom „Leib der Krankheit" noch allen Respekt zollte, war zu der Überzeugung gekommen, in seiner „Zelle", diesem erstaunlichsten Exponenten eines „Ens naturale", das leibhafte Prinzip gefunden zu haben, wie wir seinem Bekenntnis entnehmen dürfen. „... und so können wir jetzt sagen, die Zelle sei dieser Leib"!

Das „Ens naturale" einer konkreten Korporalität aber läßt sich bei PARACELSUS nicht verstehen ohne die Hereinnahme der „drei Prinzipien" (Sulphur, Mercurius, Sal) wie auch der „vier Säulen", wobei Philosophia und Astronomia das „physicum corpus" zeigen, während Alchimia die „virtutes naturalium" ins Werk setzt. Erst damit hat ein Arzt seinen natürlichen Grund gefunden wie auch die Gewißheit für seine Kunst: „Denn vier Dinge sind, aus denen ein Arzt erwächst: die Philosophie, die Astronomie, Alchimie und Medizin" (X, 322).

Im Gegensatz zum eindimensionalen „Ens morbi", das wir bei VIRCHOW wie bei VAN HELMONT finden, sehen wir - und das sollte ganz klar vorausgestellt werden - in der Lehre von den „Entia" eine vielschichtige Kategorientafel mit je verschiedenen geistigen Aspekten aufgebaut. Hier geht es eben nicht um die „Idee" einer Krankheit oder das „Bild" oder gar - mit WALTER PAGEL zu reden -

um die „Bild-Idee" einer Krankheit, sondern um höchst differenzierte Erscheinungsweisen am Kranksein, genauer: am Krankgewordensein.

Krankheit und Kranksein, sie begegnen uns besonders konkret und leibhaftig im „Ens naturale", dem System einer in sich geschlossenen Korporalität, wie dies nun mit den „drei Prinzipien" ausgewiesen werden soll.

Die zentrale Dimension der Daseinsverfassung bildet daher das „Ens naturale", unsere natürliche Konstitution, der Grund unserer Natur. Der Mensch in seiner Leiblichkeit aber ist nicht voll und ganz zu verstehen ohne jene drei stofflichen Prinzipien, die PARACELSUS „Sulphur, Mercurius, Sal" genannt hat: Sulphur als das Prinzip des Brennbaren, Mercurius als Phänomen des Flüssigen, Sal als erstarrender Restbestand.

Zuerst und zuoberst haben wir zu wissen, daß der Mensch gesetzt ist in drei Substanzen. „Denn wiewohl der Mensch aus nichts gemacht ist, so ist er doch in Etwas gemacht, das geteilt ist in dreierlei. Diese drei machen den ganzen Menschen, und sind der Mensch selbst, und er ist sie" (IX, 40). Die drei Substanzen bilden in ihrer je spezifischen Zusammensetzung eine konkrete Ganzheit, ein „corpus". Nimmt man irgend einen Körper in die Hand, so hat man die drei Substanzen unsichtbar und doch unter seiner Gestalt bereits im Griff.

Sulphur vermittelt das Prinzip der Brennbarkeit; Mercurius meint die Verflüchtigungen und die Verflüssigungen innerhalb des intermediären Stoffverkehrs; das Salz bildet den Niederschlag und erstarrenden Rückstand. Hat man diese Prozesse an der Struktur erkannt, so sieht man nicht mehr wie ein Bauer, sondern hat und nutzt die Augen, womit der Arzt nun sehen soll (IX, 45).

Die drei Prinzipien oder „Substanzen" - Sulphur, Mercurius und Sal - werden besonders ausführlich behandelt im ‚Opus Paramirum', und in der Tat liegt in diesem Systementwurf der differenzierteste Teil seiner allgemeinen Krankheitslehre vor. Gesundheit und Krankheit beruhen auf den drei Prinzipien, die in der großen wie in der kleinen Welt grundlegend sind. Sie machen zusammen einen Leib, es sind drei Substanzen in einer Gestalt. PARACELSUS erklärt dies am Beispiel eines Holzstückes: Ein Stück Holz ist ein Leib, ein „Corpus". Zündet

DIE DREI PRINZIPIEN

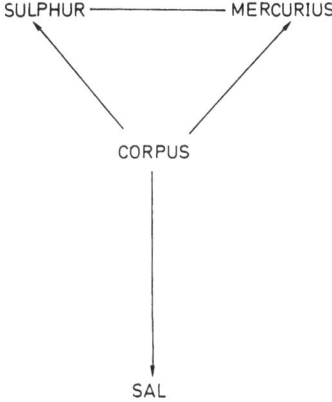

man es an, so ist das, was brennt, der Sulphur. Was raucht, ist der Mercurius. Was zu Asche wird, ist Sal. Dies gilt für alle Dinge in der Welt und für den Menschen. Die Integrität der drei Substanzen garantiert das Leben. Im Tod löst sich der Leib in seine Grundbestandteile auf. Die Harmonie der drei bedeutet Gesundheit, ihre Diskordanz führt zur Krankheit. Damit es so weit kommt, muß eine der drei Substanzen das Übergewicht über die anderen bekommen. Dies geschieht meist dadurch, daß sie von ihrem Astrum dazu angeregt wird. Also vom Astrum geht der pathogene Impuls aus. Es entzündet die ihm zugeordnete Substanz, wie das Feuer das Holz entzündet. Astrum und Mercurius, Sulphur oder Sal lassen erst in ihrem Zusammenwirken die Krankheit ausbrechen.

Im einzelnen wird die Krankheitsentstehung aus dem Aufsteigen und Anwachsen einer Substanz im Bild des alchemistischen Prozesses dargestellt. Der *Mercurius,* aus dem die „mercurialischen" Krankheiten hervorgehen, wallt durch Hitze auf, sei es seines Gestirns, sei es der „virtus digestiva" oder der körperlichen Anstrengung. Wird er dadurch auf seinen höchsten Hitzegrad gebracht, so resultiert Krankheit oder Tod. Die Veränderung des Mercurius kann dabei drei Wege gehen: „Die ‚distillatio' führt zum jähen Tod, die ‚praecipitatio' bringt die Gicht, während die ‚sublimatio' in Manie und ‚Phrenesis' mündet. Auch andere Krankheiten, wie der ‚Morbus Gallicus' (Syphilis) und der Aussatz, sind ‚mercurialisch'."

Der *Sulphur,* aus dem die „sulphurischen" Krankheiten entstehen, wird – außer von seinem Astrum – durch den Einfluß der Elemente Feuer, Erde, Wasser, Luft verändert, „transmutiert". So kommt er in seine „Exaltation", aus der vier Genera von Krankheiten geboren werden: je nach dem beteiligten Element heiße, kalte, nasse, trockene Krankheiten. Als eine Krankheit aus dem Sulphur beschreibt PARACELSUS z. B. die Epilepsie.

Das *Sal* ist Ursprung der „salinischen" Krankheiten. Ursache seiner „Exaltation" sind Übermaß der Nahrungszufuhr, zu viel Koitus sowie wieder der Einfluß des Gestirns. Auch hier werden die Einzelheiten des Vorgangs alchemistisch beschrieben: „Resolution", „Calcination", „Reverberation", „Alcalisation" sind verschiedene Prozeßwege. Besonders wichtig ist das Sal in der Krankheitslehre des PARACELSUS wegen seiner Beteiligung an der Pathogenese der sog. „tartarischen" Krankheiten. Diese entstehen aus Stoffwechselrückständen von Speisen und Getränken, die nicht mit dem Kot ausgeschieden wurden, sondern im Leib verbleiben und sich ablagern. Das Sal in der Form des „spiritus salis" hat hierbei die Funktion, den „Tartarus" zu koagulieren, d. h. ihn als stein- oder sandartiges Konkrement zu bilden. Der „Tartarus" kann sich in sämtlichen Organen ablagern und eine Vielzahl von Krankheiten hervorrufen. Mit den „tartarischen" Krankheiten hat PARACELSUS ein lokalistisches Krankheitsprinzip aufgestellt, das den Krankheitsprozeß als umschriebenes, örtlich begrenzbares Phänomen auffaßte. Diese Konzeption wie auch die übergeordnete Auffassung von Krankheit als einem alchemistisch (-chemisch) beschreibbaren Stoffwechselgeschehen war für die weitere Entwicklung des Krankheitsbegriffs richtungsweisend.

Im „Buch physico" des „Labyrinthus" wird das „corpus physicum" noch einmal näher beleuchtet: als die Struktur des Mikrokosmos, als seine „anatomia". Erst wenn der Arzt die „species corporales" wohl weiß und erfahren hat, „alsdann kann er ein medicus sein und sein theoricam finden, die nicht speculativa soll sein; sondern aus der practica soll sie geboren werden". „Das ist das rechte Buch, aus dem die anatomia folgen soll . . .".

Mit diesen drei Substanzen werden wir aber nicht nur die Strukturen der Stoffe gewahr, sondern auch die Prozesse der Erkrankungen, auch die Phasen der Genesungen. „Also ist das Leben auch: Einmal sind wir geschnitzlet von Gott und gesetzt in die drei Substanzen, nachfolgend übermalt mit dem Leben, das uns unser Stehen, Gehen und alle Beweglichkeit gibt –: und mit einem Lumpen ist es alles wieder aus" (IX, 61).

Daß diese drei Prinzipien für den kranken wie für den gesunden Organismus gelten, dafür gibt uns Zeugnis wiederum das Licht der Natur. Im Feuer dieses Lichtes muß der Arzt durch „der Natur Examen" gehen, „welche Natur die Welt ist und all ihr Einfang". Dort erst ist die Natur ihm „offenbarlich" geworden. „Denn unser Gesicht gebiert nichts in seinem Leib. Aber die Sonn' ist das Auge seines Leibs, also einwirkend und zündend die Augen, soviel dem Leib not ist" (III, 470).

Es kann keinen andern Weg geben, „zu ergründen die Wahrheit, des Leibes Anliegen und gesundes Wesen". Denn unser eigener Verstand, wie ihn die Hirnschale einbeschließt, er wäre zu schwach, einen Arzt zu gebären. Daraus wird nur Schwammphilosophie, woraus ein Schaumarzt wird geboren (VIII, 70). „Wer dieser Philosophie nicht ergründet ist (ich meine nicht Moral noch Ethik, noch ander Gugelfur, womit sich Erasmus geübt und umtreibt), wie sich die natürlichen Kräfte leichtern, der gibt eben dann einen Arzt, wie ein Kaminfeger einen Beckenknecht. Denn also soll der Arzt begründet sein, der der Arznei wohl will anstehen" (II, 185).

3. Geheimnisse des gesunden und kranken Leibes

Bei allem Beharren auf das „Wissen, und nit Wähnen", bei allem rationalen Durchdringen der Mysterien der Natur –, Mensch und Welt bleiben letztlich doch ein großes Geheimnis.

Um die beiden Leiber noch besser zu unterscheiden, sollten wir das kennenlernen, was PARACELSUS nennt: „das Firmament im Leibe". Wir haben hier den Menschen zunächst zu setzen „in das Firmament seines eigenen Leibs", in seine eigene Erde, in seinen Himmel, in seine Elemente alle. Für diese Eigenheit bedeutet alle äußere Natur nicht mehr als der Mist dem Acker. Auch alles Essen und Trinken können weder „bessern noch bösern" – sie stehen nur da wie der Mist auf dem Acker (I, 205).

Um diesen natürlichen Ablauf im Leibe zu verstehen, muß man sich genauer abgrenzen gegen die übliche Lehrmeinung. Was wir nämlich da alles zu hören bekommen, etwa von den Verdauungen der Leber, „das wollen wir in ein Gelächter ziehen, gleichsam als hörten wir einen teutschen Dichter von blauer Farbe und blauen Bergen singen, und nichts ist dahinter" (I, 205). Wie aber wir diese Verdauung deuten, „das wollen wir dem Alchimisten befehlen, das ist: dem Bauern, der den Mist macht auf dem Acker".

Bis in alle Einzelheiten beschreibt PARACELSUS dann jenen einzigartigen kosmischen Kreislauf, den er auch im natürlichen Firmament des Leibes wiederfindet. „Der Lauf der Geister des leiblichen Gestirns geht von seinem Ursprung, das ist von seinem Stamm aus bis zum Ende desselbigen Gliedes und wieder zurück zum Stamm als zu einem Zentrum, gleich wie ein Reflex. Um ein Beispiel zu nehmen: Das Herz gibt seinen Geist durch den ganzen Leib wie die Sonne über alle Gestirne und die Erde. Und merke: Dieser Geist nützt allein dem Leib und den sieben Gliedern, nit in ihren Orten. Das Hirn geht allein zum Herzen und vom Herzen zurück auf sein geistiges Zentrum, und hat weiter keinen anderen Gang". Und genau so geht es mit Leber, Milz, Lunge und allen Gliedern (I, 209). In solch einem elementaren Spiel erst ist die Wirkung der Säfte zu verstehen, die das Firmament des Leibes unterhalten. „Und so sollt ihr dies verstehen: Ein Mensch, der ist gesetzt auf viel hundert Tugenden, desgleichen auf viel hundert Bosheiten. Dieses kommt ihm aus keinem Gestirn seines Leibes noch sonst eines anderen Firmaments, es kommt aus dem ‚humor' zu ihm" (I, 213).

Ein solch humorales Spiel ist nur möglich, weil in allen Säften und Kräften der Leib den Himmel anzieht; der stoffliche Körper, der viehische Leib, er steht in Korrespondenz mit dem siderischen Leib. Dieser stoffliche Leib und sein siderischer Partner, die beiden fabulieren ständig miteinander. Sie fabulieren miteinander auch in allen Krankheiten, mit denen der Mensch von Natur aus beladen ist, und aus denen er seinen natürlichen Arzt hat. „Und wie er hat den Destructor Sanitatis von Natur, also hat er auch den Conservator Sanitatis von Natur" (XI, 197).

Was der eine zerbricht und zerbrechen will, das richtet der angeborene Arzt wieder auf und macht es wieder zu und heil. „Also haben beide, der Destructor und der Conservator, das Zeug, zu brechen und das Zeug, zu machen. Der eine zieht die Zaunstecken aus, der andere steckt sie wieder ein!" (XI, 197).

Nur in dieser geschlossenen Perspektive können die Krankheiten im Aspekt des „Ens naturale" aufgeteilt werden in vier Geschlechter, denen vier firmamentische Läufe im Leibe entsprechen: 1) die „sideria" (= chronische Krankheiten); 2) die „elementa" (= akute Leiden); 3) die „complexiones" (= morbi naturales); 4) die „humores" (= morbi tingentes) (I, 214). Damit ist abermals das antike System der „Res naturales" in das neue Kategorialsystem gerückt!

Mit allen Krankheiten beladen, wird der Mensch geboren. Von Geburt aus aber hat er auch schon seinen natürlichen Arzt. „Und wie er hat den Destructor Sanitatis von Natur, also hat er auch den Conservator Sanitatis von Natur" (XI, 197). Beide stehen in einem antagonistisch gespannten Gleichgewicht. Makrokosmos wie Mikrokosmos tragen dieses antagonistische Prinzip gleichermaßen in sich aus: „Wie die äußere Welt in ihrem Wesen handelt, so sind auch im Menschen zu merken die Zänker und Frieder, Krieger und Ruhiger. Denn wo das Firmament und die Elemente sind, wie im Mikrokosmos, da sind fürwahr auch Friede und Unfriede" (XI, 197).

Die pathologische Situation als eine Art von partiellem Kriegszustand wird ganz wörtlich genommen: „Wisset also, daß zwei Kriege auf Erden sind, einer, den die Eigensinnigkeit gibt, da alle Macht vom bösen Grund entspringt und unehrlichen Anfang hat; der andere ist der Krieg, den die Glieder in uns selber haben und geben, das sind die Morbi." Der erste Krieg ist auf Hoffart und Geiz gesetzt, „der andre ist im Leib und ist eine Not ohne Hoffart" (VI, 295).

Es erscheint in einem solchen dramatischen Spannungsverhältnis „alles wider einander" (VI, 369): Alle Dinge sind „wider den Menschen, und der Mensch wider sie". In dieser Welt ist aber auch nichts, „das nit ein Ungewitter leiden müßte" (III, 55). Die Zerbrechlichkeit wäre damit einem Menschen geradezu integriert; die „eingeborene Widerwärtigkeit des natürlichen Leibes" (X, 288) ist ihm eingeleibt und eingeboren.

Diesem pathetischen Ausgangspunkt wird nun sogleich dramaturgisch der Kontrapunkt gesetzt: Bei aller eingeborenen Widerwärtigkeit nämlich ist einem Arzt nichts anderes befohlen, als gerade diese „Not zu wenden", wofür abermals der „Labyrinthus medicorum errantium" den Schlüsselbegriff und die leitenden Linien gibt. Dem konstitutionellen Mangel gegenüber will PARACELSUS den Ärzten im Irrsal zu bedenken geben: „Etwas gibt der Mensch, aber unvollkommen. Was vollkommen sein soll, das muß weiter gesucht werden, bei dem Brunnen nämlich, aus dem alle Menschen trinken."

Dieser Brunnen aber, unser natürlicher Lebensquell, das ist und bleibt nun einmal unsere so elementare Existenz in einem hinfälligen Leibe. Gott, der vorgestellt wird als „der erste Arzt", hat dem Arzt in Fortführung des Schöpfungsprogrammes die Läuterung dieses Leibes anvertraut. „Er hat ihm den Körper ungereinigt vorgelegt und ihm diesen zu reinigen befohlen, aus welcher Reinigung der Mensch unzerbrüchlich wie Gold wird, ohne welche Reinigung nichts bei solchen Menschen ist denn tägliche Zerbrechung." Und so wie Gott in der großen „Kugel der Welt" selber die „Zerbrechlichkeit der Dinge" arzneiet, so hat Gott auch dem „Arzt der kleinen Welt" befohlen, die Not zu wenden „in der Gestalt, daß er handele, wie ihn der große Arzt unterweist". Denn in dieser seiner kleinen Welt, da hat der Mensch von Natur aus sein Defizit: „Er hat Mangel"!

Wir haben von vornherein den Akzent darauf zu legen, daß mit dem Begriff „Natur", der für die Physiologie gleicherweise wie für die Pathologie das Kriterium abgibt, nicht die Gesetzlichkeit eines unverrückbaren Kosmos gemeint ist, sondern ein wahrhaft dramaturgisch bewegtes Geschehen: das gleichermaßen vorgegebene Urphänomen der Chronizität. Denn aus der Natur im ganzen, die Makro- wie Mikrokosmos umspannt, Kosmos ebenso meint wie Geschichte, kommt nun die Krankheit, aus der gleichen Natur auch die Arznei, und eben nicht aus dem Arzt. Soll aber ein Arzt aus der Natur wachsen, so muß er auch aus der Natur geboren werden und nicht zu Leipzig oder in Wien. Zu wissen, was und wie die Natur ist, das allein ist philosophisch gedacht und gehandelt (VIII, 140).

PARACELSUS hält die der Natur eingeborene kosmische Unruhe für so stark und so gefährlich, daß ohne die natürliche Arznei, rein durch den äußeren Arzt, nichts am Leben bliebe. Nur die natürlich eingeborene Arznei hält uns am Leben. „Denn Gott behütet den Menschen allentwegen vor dem Tod, ihm zur Erfrischung seines Lebens. Hat Gott doch am langen Leben des Menschen sein Wohlgefallen" (XI, 198).

So dramatisch geht es zu in einem Leben, in welchem der hinfällige Mensch existiert: ein Wesen, zum Umfallen geboren. Es würde zugrunde gehen, wenn dem Destructor nicht ein Überwinder beigegeben wäre. „Weil aber der Mensch doch zuletzt noch fallen muß und den gesetzten Termin nicht mag überwinden, sondern hindurch muß, so siegt der Tod, wider den ist keine Arznei als allein, der sei da, der den Tod hat überwunden, der die Toten auferweckt hat" (XI, 199).

Damit hätten wir nun den anthropologischen Leitfaden unseres Themas von Welt und Mensch. Die Dinge halten Zwiesprache mit den Menschen, sie fabulieren miteinander und weisen in diesem Kolloquium ihre Eigenschaften vor. Mensch und Welt liegen im Gespräch, Leib und Person, sie korrespondieren miteinander. Nichts ist geschaffen, es sei denn ein „Selbander" und ein „Miteinander", eben ein „opus alterum per alterum"! Kein Ding ist ohne seinen Partner vollkommen. Alle Dinge sind gestellt in ein Paar: wie Mann und Frau in ihrer Vermählung, wie der gestirnte und der elementische Leib zu einem Leibe (XII, 64).

Aus diesem geschlossenen System leibhaftiger Verbundenheit wird erst evident, warum es nur die leibliche Erfahrung sein kann, die einen Arzt aus dem Labyrinth herausführt. Ehe wir daher versuchen, jene vier Säulen aufzubauen, auf denen das Haus der Heilkunde steht, dürfte es ratsam sein, erst einmal den Grund zu legen. Diese erkenntnistheoretische Arbeit im Vorfeld leistet PARACELSUS mit seinem „Buch experientia", dessen Anfang zu suchen ist in der Weisheit. „Das höchste und erste Buch aller Arznei heißt Sapientia, und ohne dieses Buch wird keiner etwas Fruchtbares ausrichten. Und das ist Sapientia: *daß einer wisse und nit wähne,* so daß er alle Dinge verstehe und mit Vernunft gebrauche" (XI, 171).

Die Natur ist die einzig wirksame Philosophie. Es spielt dabei keine Rolle, ob man eine solche Lehre vom Menschen nun als Anthropologie oder als Naturphilosophie auffassen soll. „So nun aus der Natur der Arzt wachsen soll, was ist die Natur anders denn die Philosophie? Was ist die Philosophie anders als die unsichtige Natur?" Aus seiner Spekulation wird der Arzt immer von neuem geführt in die praktische Wirklichkeit. Die Kunst der theoretischen Welterfahrung und das Werk unserer praktischen Lebensgestaltung, sie bilden eine Einheit (VII, 76). „Der nun also ein Philosophus ist, der soll alsdann in die Fakultät der Arznei treten und das Äußere in das Innere wenden. Das Umwenden gibt den Arzt, so aus der großen Welt die kleine wird, eine derartig innere Richtung, daß er auf keine Weise mehr an dem inneren Menschen lerne, denn da ist nichts als Verführung und der Tod" (VIII, 86). Wer diesen Weg nicht geht, der bleibt ein Experimentator, was besagen will: „ein Geratewohler und verzweifelter Hoffer" (VIII, 87) –, der ist eben kein Arzt, sondern ein „Verwalter des Glücks".

Mit dieser seiner Wendung zur Natur stellt sich PARACELSUS eindeutig gegen das humoralpathologische Konzept jahrhundertelanger Überlieferung. Daß im Menschen die „vier humores" eine spezifische Funktion ausüben könnten, das erscheint ihm „hart zu glauben". Die Heilkunst aber soll nicht im Glauben stehen, sondern in den Augen. „Nichts steht im Glauben als allein der Seele Krankheit und Seligkeit. Alle Arznei des Leibes aber steht sichtbar ohn allen Glauben" (IX, 44). Die sichtbare Natur ist somit der Komponist, und nicht der Arzt selber (VIII, 85). Die Natur hat ihre Arkana gewaltig gesetzt und das zusammen komponiert, was zusammen gehört. Das dialektische Flickwerk der Schulen soll der Arzt hinter sich lassen und damit auch alle „Sophisterei" und „Pseudo-Medici" (VII, 275): „Er aber soll im Weg der Arcana wandeln"!

Unser Ausgangspunkt verweist uns somit auf eine Natur, die unvollständig und vieldeutig bleibt, eine Natur, die interpretiert sein will und die in ihrer Ambivalenz allenthalben des heilenden Eingriffs zu bedürfen scheint, eine Natur aber auch, deren „Licht" allein wir die Kriterien für gerade dieses notwendende Eingreifen zu entnehmen haben.

Um diesen leibhaftigen „status hominis", der allein „die Höhe der Menschen antrifft", noch näher zu charakterisieren, spricht PARACELSUS von der „Ehe zwischen Leib und Seele", die erst das geistige Zusammenspiel unserer Existenz ermöglicht. Ein solches vergeistigtes Leben wäre gar nicht denkbar ohne den Leib. „Leib und Geist sind *ein* Ding"! Und noch einmal und gesteigert: „Der Leib, die Seel, der Geist, die machen *einen* Menschen. So die drei beieinander sind, so ist das Leben"!

Und wie wir den ganzen Kosmos in lebendiger Bewegung gesehen haben, so nun auch das Universum des Leibes. „Denn nach dem rechten Grund zu reden, so ist der Mensch allein darum geschaffen, daß er der Natur Arbeiter sei, das zu tun, was Gott in sie gegeben, gelegt und geschaffen hat" (XII, 53). So hatte auch HILDEGARD VON BINGEN den Menschen definiert, als ein „opus cum creatura". Daher soll der Mensch nicht feiern und nicht müßig gehen, nicht stille stehen, nicht saufen und huren, sondern in täglicher Übung bleiben, „zu erforschen die Heimlichkeit der Natur in allen den Gaben, die Gott in die Natur geschaffen hat" (XII, 59).

Die Natur ist für PARACELSUS ein großartiger und unerschöpflicher Operationsraum des Menschen, eine brachliegende Werkstatt, in der nichts schon vollendet ist, nichts geschlossen an den Tag gebracht werden kann: „sondern der Mensch muß es vollenden". Als ausgesprochenes Mängelwesen in einem vielschichtigen und weiterwachsenden Kosmos erhält er aus seinem natürlichen Mangel die stärksten Antriebe. Gesundheit ist für ihn kein „natürlicher Zustand", sondern eher eine „fortgesetzte Zeugung", die eines sktändigen „opus" bedarf, eines spezifischen Werks an der Natur, damit nichts im Menschen feiert oder müßig geht, sondern alles in ungeteilter Wachheit lebt.

In aller Sinnenhaftigkeit aber spiegelt sich nichts anderes als die großartige Synopsis einer gewaltigen menschlichen Dramaturgie: „Wie lustig und hitzig zu lesen der Kriegsleut' Vernunft, der Liebe nimmermüde Begier, viel seltsam Ingenia der Köpfe! Noch weiter, höher ist zu leben und zu erheben die Erkenntnis der natürlichen Dinge, die da übertrifft alle Vernunft und List der Menschen ... Was aber wäre in der Erkenntnis noch höher, als den Mikrokosmus zu erkennen und die vier Elemente und was Großes die Kriege zurichten, so da bella intestina handeln, das den Leib antrifft, der diesem Feind nicht mag entrinnen!" (VI, 295). Eines greift ins andere und steigert sich im Spiel der Kräfte und spiegelt sich im Licht der Natur.

Das alles ist ganz und gar Geist des PARACELSUS! Mit diesem Weltbild wäre es in der Tat möglich gewesen, was die Kirchenväter vergeblich versuchten und was die Reformatoren verdrängt haben, das Paulinische Pneuma und die Platonische Psyche mit dem christlichen Soma in eine glaubhafte Konkordanz zu bringen. Des PARACELSUS ewiger Leib, das ist der Auferstehungsleib, der vom

Sakrament genährt wird, um ewig zu leben als „ein Geist, das ist leiblich". Diese durchaus biblischen Spekulationen über den Leib sind bereits im 17. Jahrhundert neuplatonisch verfremdet worden und haben unser Bild von PARACELSUS spiritualistisch verzerrt.

Aus dem „Ens naturale" erfahren wir, wie recht wir beraten waren, die Heilkunde des PARACELSUS eine „Leib-Philosophie" zu nennen. Dies beweist uns etwa der sicherlich pseudo-Paracelsische „Liber de fundamento scientiarum sapientiaeque" (XIII, 289), wo es einleitend heißt, daß „nichts Leibliches" behandelt werden soll, sondern die „unsichtlichen Dinge". Den Sinn des Menschen – so heißt es weiter – vermögen wir nicht aus dem „Menschen selbst" zu erklären, auch nicht aus der „äußerlichen Welt", sondern nur aus dem „Vater der Weisheit" (XIII, 295). Da Gott aber den Menschen nicht im Himmel haben wollte, hat er für ihn die Welt geschaffen, auf daß er dort als „ein leiblicher Engel" hause und sein Himmlisches aus der Weisheit nehme. Im Menschen sind daher immer zweierlei Weisheiten: die eine viehisch, die andere englisch (XIII, 300). Mit den Engeln sollen wir die „himmlische Anatomie" verstehen, und demzufolge auch „himmlische Künste", als da sind: heilen, besprechen, zaubern . . ., was abermals der so konkreten Heilkunst des PARACELSUS widerspricht.

Mit großer Skepsis haben wir daher die „Drei-Leiber-Theorie" zu betrachten, die dem PARACELSUS zugeschrieben wird. Erst im Tod scheiden sich die Leiber, der „himmlische" und der „irdische", der „sakramentalische" und der „elementalische". „Der eine fährt über sich wie die Adler, der andere fällt unter sich zur Erde wie Blei". Der Elementen-Leib wird zum Kadaver, der siderische Leib aber verwest nicht, wird nicht vergraben, besitzt keine Statt, derselbige Leib erscheinet dem Menschen, wird nach dem Tod gesehen" (XI, 361).

Ein schönes, starkes Bild, bei dem allerdings zu berücksichtigen bleibt, daß es aus dem Buche „De natura rerum" stammt, das handschriftlich nicht datiert ist, textlich nicht gesichert werden kann und bei allen Anklängen an Paracelsische Gedankengänge nicht die Sprache des THEOPHRAST VON HOHENHEIM ist, weshalb schon KARL SUDHOFF den Leser mahnte, nicht alles für bare Münze zu nehmen! Hier erscheint eher jene „Kunst cabalistica", die von der alten Magie stammen soll, nach deren Lehre sich im Tod die drei Leiber scheiden und zum Ursprung kehren: „Der Leib der Erd wiederum zu der prima materia elementorum, die Seele zu der prima materia sacramentorum, der Geist wiederum zu der prima materia des luftigen Chaos" (XI, 361).

Mit dieser Abgrenzung kommen wir abschließend noch einmal auf die großartige Geschlossenheit dieser zentralen Kategorie des „Ens naturale" zurück, die nicht von ungefähr auch im Zeitalter des „anatomischen Gedankens" immer wieder berücksichtigt wurde und ständig erweitert werden konnte. Der Medizin als einer ausschließlichen Wissenschaft vom Körper im Rahmen einer reinen Raumwissenschaft haben wir zweifellos alle Erfolge der Heiltechnik und Rezepturkunde zu verdanken. Daran kann gar nicht gezweifelt werden! Vergessen aber wurde dabei, daß es neben dem Raum weitere Dimensionen gibt, ohne die Werden und Verfallen des menschlichen Leibes nicht erklärt werden können: die Dimension der Zeit im Raum einer menschlichen Umwelt.

II. Mensch und Umwelt

1. Das ökologische Bezugssystem

Der zweite Bereich der Lebenswelt des gesunden wie kranken Menschen betrifft die Giftstoffe unserer Umwelt und damit auch die Gifte im Lebensmittel, Gifte auch in den Arzneimitteln, die uns angeblich doch nur Heilung versprechen. Gott hat zwar alle Dinge der Welt in bezug auf sie selber vollkommen gemacht, sie aber unvollkommen gelassen in bezug auf ihren gegenseitigen Nutzen. Je nach dem Bezugssystem kann alles „Gift" bedeuten: „Allein die Dosis macht's, daß ein Gift kein Gift sei". Um mit diesen Giften – im Nahrungsmittel, im Arzneimittel, in allen Lebensmitteln – fertig zu werden, braucht der Mensch einen Beschützer, eine ökologische Polizei.

PARACELSUS hat sich dem Bereich der toxischen Umwelt mit besonderer Energie zugewandt, und wir verdanken ihm gerade auf diesem Felde besonders dauerhafte und originelle Ansätze, auch wenn er sich gerade hier wieder einer älteren Tradition verpflichtet weiß.

Die Grundzüge einer ökologisch orientierten Krankheitslehre begegnen uns bereits bei HIPPOKRATES. In seiner „Schrift von der Umwelt" behandelt der griechische Wanderarzt „Lüfte, Gewässer und Örtlichkeiten" (Peri aeron, hydaton, topon). Ein Arzt hat zu achten auf Gegend und Klima, auf Konstitution und Lebensweise, auf Jahreszeiten und Lebensmittel, und jeweils gesondert wieder auf den jeweiligen Charakter des Menschen. Der Arzt kommt dabei zu der Einsicht, daß Natur (physis) und Brauch (nomos) gleicherweise verantwortlich sind für die Unterschiede zwischen den Menschen, daß der Brauch die Natur korrigiert und schließlich Gewöhnung zur zweiten Natur wird. Aus der elementaren Konstellation von Kranksein und Gesundwerden ergibt sich für den Hippokratiker die Zielbestimmung der Heilung von selbst. Heilung ist die Wiederherstellung der inneren und äußeren Symmetrie, ist Ausgleich, Beseitigung oder Ableitung des Fehlerhaften, um das harmonische Fließgleichgewicht der Säfte und Kräfte zu ermöglichen.

Aus der gleichen Überlieferung baute auch GALEN mit seinem Wissen um die physischen wie moralischen Voraussetzungen des Krankseins sein System der Medizin auf. Krankheit (nosema) ist eine Disposition des Körpers, der „para physin" alteriert wird zu einem besonderen, leidenden Zustand (diathesis). Es ist durchlaufend die Idee einer speziellen Diathesis, deren Ätiologie und Semiologie wir erfahren, wobei die veranlassenden Ursachen in erster Linie von der Außenwelt, den „res non naturales", bewirkt werden. Zur Physiologie (res naturales) und zur Pathologie (res contra naturam) tritt die Therapeutik und als deren Kernstück die Diätetik mit ihren „sex res non naturales". Mit diesem Katalog der sechs „nicht-natürlichen" Lebensmuster finden wir nun auch bei PARACELSUS die Perspektiven und Programme einer „Ökologischen Medizin".

Unter Ökologie (als einem organischen, nicht mechanistischen Denken) versteht auch PARACELSUS die „Gesamtwirklichkeit der Natur". So sieht ja auch heute noch die Ökologie ihre Aufgabe in einer Wiederverknüpfung der biologischen Einzelbilder zum gegliederten „Gesamtbild der Welt". Ökologie ist daher notwendig teleologisch ausgerichtet, nämlich „auf die Erfassung des Sinnes der Naturerscheinungen".

Mit dem Begriff „Umwelt" kann daher keineswegs gemeint sein, daß wir hier eine Welt „um" den Menschen antreffen, lediglich auf den Menschen bezogen als auf ein autarkes Vernunftwesen, das sich dann nur noch seiner natürlichen oder auch sozialen Welten zu bedienen hätte. Demgegenüber kann von Anfang an nicht eindrücklich genug betont werden, daß bei PARACELSUS der Mensch als Ganzes in die ihn umgebende Natur eingebettet und eingeborgen ist. Umwelt kann nicht auf Teilgebiete beschränkt werden wie: klimatische, geographische, technische oder soziale Umwelt. Was dabei den Menschen als das Kristallisationszentrum in diesem Spiel betrifft, so hatten wir es gleicherweise mit dem „homo natura" wie mit einem „homo cultura" zu tun. Hier aber gilt es nun genauer zu differenzieren!

2. Zur Ambivalenz im „Ens veneni"

PARACELSUS versteht unter dem Seinsbereich des „Ens veneni" zunächst die Umwelt im engeren Sinne, die Natur, die uns da draußen umgibt und die durchsetzt ist mit Giftstoffen und Abfällen, Gift in der Luft, die wir atmen, Giftstoffe selbst noch in den banalsten Lebensmitteln, Gift nicht zuletzt auch im Arzneimittel.

Nun haben das die alten Ärzte immer schon gewußt – und die Scholastiker haben es weithin kanonisiert – daß neben dem „Iuvamentum" immer auch das „Nocumentum" zu betrachten ist. „Allein die Dosis macht's, daß ein Arzneimittel kein Gift ist", um es mit PARACELSUS zu formulieren. Und damit stehen wir schon mitten in der atemberaubenden Dramatik dieses zweiten „Ens", das man jahrhundertelang in die Geheimküchen der Arkanenkrämer verweisen konnte, während es heute das Gespräch des Tages und zum Problem unserer Zukunft geworden ist.

Zwar ist unser Leib in sich höchst vollkommen geschaffen, aber er braucht zu seiner Erhaltung etwa die Nahrung, und darin ist schon Gift. So bedürfen denn unsere Leiber einfach einer „Führung", eines „Regiments", durch das sie erhalten und ernährt werden, durch das sie auch wieder bewahrt bleiben vor dem Gift. Gott hat zwar alle Dinge in bezug auf sie selber vollkommen gemacht, unvollkommen aber gelassen in bezug auf ihren gegenseitigen Nutzen. „Das wird unser Grund sein unseres anderen Ens, des veneni" (I,190).

PARACELSUS hat für diese biochemische Prozeßordnung ein großartiges Bild gefunden: die Kunst „Alchimia", und der „Vulcanus" ist der Künstler in ihr. Wenn auch alle Dinge aus dem Nichts und zu ihrem Ende hin geschaffen sind, „so ist doch nichts da, das auf das Ende völlig fertig wäre, das ist: bis auf das End

zwar, aber nit bis ganz auf das Ende, sondern der Vulcanus muß es vollenden"
(XI, 187). Er tut das Unnütze vom Nutzen, reinigt die Stoffe von den Schlacken,
bringt die Welt in ihre „ultima materia" und in ihr heiles Wesen, Tag für Tag
und jede Stunde.

Das „Ens veneni" behandelt zunächst einmal die Frage, ob nicht auch im
Gift noch ein Mysterium der Natur im ganzen sei? (XI, 136). Und wieder die
klare Antwort: Auch das Gift ist ein Teil der Natur und daher nicht zu verachten.
Nur soll ein jedes Ding dazu gebraucht werden, wozu es geordnet und verordnet
ist.

Wer ein Gift verachtet, der weiß gar nicht um die Kraft, die wirklich drin ist
im Gift. Eine solche geheimnisvolle Wirklichkeit aber muß nun näher erklärt
werden: Wollte man nämlich jedes Gift gerecht auslegen, was gäbe es dann noch
in der Natur, was *nicht* Gift wäre? „Alle Dinge sind Gift, und nichts ist ohne Gift,
allein die Dosis macht, daß ein Ding kein Gift ist. Um ein Beispiel zu nennen:
Eine jede Speise und jedes Getränk, das über seine Dosis eingenommen wird, ist
schon ein Gift; das beweist sein Ausgang. Ich gebe auch zu, daß Gift Gift sei, daß
es aber darum verworfen werde, das möge nicht sein. Weil nun nichts ist, das nit
Gift sei, warum korrigiert ihr? Doch nur darum, daß das Gift keinen Schaden
tue" (XI, 138). Darum sollte man sich durchaus klar darüber sein, wo man Gift
anwenden darf und wo nicht, wie man es jeweils zu korrigieren und zu dosieren
hat, auf daß es nicht zu sehr schade!

Eine solche Grundgesetzlichkeit ist vielleicht erst uns heute klar geworden,
wo wir Tag für Tag erfahren, daß keine Substanz wirkt ohne Nebenwirkung, daß
aber auch die Schädigung wächst mit dem Treffereffekt, und zwar so sehr, daß an
die Stelle der seuchenartigen Infektionen die nicht weniger seuchenhaften
Intoxikationen getreten sind, und dies auf eine solch dramatische Weise, daß im
Organismus etwa die sensiblen und die resistenten Erreger längst schon ihren
eigenen Spielplan inszeniert haben, ohne daß der Arzt noch wüßte, wie das Spiel
mal endet!

So fein dosiert sind sie immer noch, und damals wie heute, der Nutzen und
der Schaden einer Medizin. So eng ist die Pforte! „So nun geht das Tor in die
Arznei, also ist der Weg in sie, also muß sie gelernt werden. Und was außerhalb
von dem ist, das ist ein erdacht' Ding, Fantasei, ohne Grund. Drum so bewegt's
der Wind hin und her wie das Rohr, das ist: sie können keinen beständigen
Grund finden, der gewiß sei" (X, 265).

Bei diesem Spiel um Leben und Tod aber sollten Arzt wie Patient gleicherweise wissen, „daß Gott in den Krankheiten ebenso gelobt und gepriesen will
werden in meisterlichen seltsamen Werken wie in den Blumen des Feldes,
obschon dies dem Menschen widerwärtig ist. Schaut aber an: Alle Vögel hat er
geschaffen, das ist ihm ein Lob, auch die Würmer, Spinnen, Basilisken, sie sind
ihm gleicherweise ein Lob wie die Nachtigall, der Pfau oder vielerlei gute Gewächse wie Gold und Perlen, gleich wie auch viel Gift, ob Arsenik oder Merkur –: es ist alles sein Lob! Also ist ihm ein Lob, daß er uns die Gesundheit
gegeben, also auch gleichermaßen ein Lob ist die Krankheit; es braucht gleiche
Meisterschaft zu schmieden die Blumen als zu schmieden die Krankheit: es ist
eine Ordnung und *ein* Wesen" (I, 327). In beiden Seiten ist die gleiche Meisterschaft, im Zerbrechen wie im Ganzmachen. Drum ist der Winter so löblich wie

der Sommer. Beide wirken *ein* Werk! Daher - und dies mit den gleichen Worten wiederum bei HILDEGARD VON BINGEN - so ist alles *ein* Lob!

Dieses Geheimnis einer aufzubereitenden und zu transmutierenden Naturordnung kann nicht genau genug ergründet werden: daß nämlich in jedem Ding, „das der Mensch nimmt zu seiner Notdurft, ein Gift ist, verborgen unter dem Guten. In einem jeglichen Ding ist eine „essentia" *und* ein „venenum". Die Essenz erhält den Menschen, das Gift fügt ihm Krankheit zu (I, 195). Unter all diesen vielen Giften jedoch ist immer nur ein einziges die „Mutter der Krankheit", und diesen Kern muß der Arzt herausfinden, wenn er den Alchimisten kräftigen und somit heilen will. Dieses Wissen und solches Vermögen vermittelt das „Ens veneni", das nicht von ungefähr zwischen der Zeitordnung, dem „Ens astrale" und der Naturordnung, dem „Ens naturale", steht. So ist ein jedes Ding wohl vollkommen im Hinblick auf sich selbst, im Bezug zu einem anderen aber - im psychosozialen Kontext - kann es sowohl „Gift" als auch „Güte" bedeuten. So liegt es in unserer Natur, unserer eigenen Konstitution, in der „virtus" dieser Natur.

Um mit diesem toxischen Dunstkreis fertig zu werden (man hat ja bereits von einer „toxischen Gesamtsituation" gesprochen!), braucht der Mensch nun einen Umweltschutz, eine ökologische Polizei oder - wieder Paracelsisch gesprochen - den „Alchimisten", der das Gift vom Guten scheidet. Nicht nur die Medikamente mit ihren toxischen Substanzen hätten somit ihren ständigen Begleiter, die Nebenwirkungen, auch die Nahrungsmittel als solche sind bereits von solchen unerwünschten Begleiterscheinungen imprägniert, eine immer unheilvoller werdende toxische Landschaft, die energisch umfassende Gegenmaßnahmen auf den Plan ruft.

Hier steckt der Arzt in einem wahren Dilemma, steht die Medizin in einer ständigen Auseinandersetzung, der sie nicht ausweichen kann. Mit der Arzneikunst ist nun einmal „von Anbeginn der Welt an ein Exempel gesetzt" worden, wonach der Arzt sich zu richten hat! Und wie in der Schöpfung Tag und Nacht geschieden wurden, so soll nun auch der Arzt vom Leibe „die Nacht" nehmen und allen „Stupor". „Und das ist die vollkommene Hilf": daß ein Ding so ganz und lauter, ohne Vergiftung, sei, und dies genau so wenig, wie der Tag von der Nacht vergiftet ist; denn im Tag ist gar keine Nacht. Also soll auch die Vollkommenheit der Arznei verstanden werden" (VII, 272).

Hier gilt es besonders deutlich zu unterscheiden, wie weitere Texte zeigen: „Ein Stier, der da Gras isset, der isset sich sein Gift und seine Gesundheit; denn im Gras ist Gift und Gesundheit, Nahrung und Arznei. Aber dem Gras an und für sich ist es kein Gift. Der Mensch, was er isset und trinket, dasselbe ist ihm Gift und Gesundheit" (I, 190). Ein weiteres Beispiel: Der Ochse ist sich selbst geschaffen zur Notdurft, dem Menschen aber zur Nahrung. „Wäre er allein wegen des Menschen geschaffen und nit auch seiner selbst, so bedürfte er der Hörner nicht, noch der Gebeine, noch der Klauen, denn darin ist keine Nahrung". Für sich selber aber ist er schon in Ordnung, und da ist nichts, was er nicht haben müßte! (I, 200). So ist jedes Ding vollkommen im Hinblick auf sich selbst, im Hinblick auf ein anderes aber kann es sowohl „Gift" als auch „Güte" bedeuten.

Alles Lebendige muß sich in diesem Prozeß stetig wandeln, unterliegt einer Putrefaktion, daraus die Wiedergeburt kommt. „Der es dahin bringt, dahin es verordnet wird von der Natur, der ist ein *Alchemist*". Der Alchemist ordnet die Planmäßigkeit aller Naturbereiche; er tut das Unnütze vom Nutzen: Er zeigt die Kunst der Natur. Auch der gesamte Weltprozeß ist im Grunde ein solcher alchemistischer Prozeß: „Also prozediert die Natur mit uns in den Geschöpfen Gottes".

An dieser Stelle schon wäre der Begriff vom Alchimisten noch genauer zu fassen: „So verstehet uns also, daß Gott einem jeglichen Geschöpf hat gegeben sein Wesen und was ihm zugehört, nit damit es sich selbst regiere und dergleichen, sondern wegen seines Gebrauchens dessen, was ihm notdürftig ist und was es haben muß, was aber alles auch Gift ist". Erst der Alchimist scheidet das Gute vom Bösen, verwandelt das Gute in eine Tinktur, tingiert damit den Leib zu seinem Leben und ordiniert auf diese Weise das Subjekt der Natur! „Dieser Alchimist wohnt im Magen, welcher sein Instrument ist, darin er kocht und arbeitet" (I, 194).

In jedem natürlichen Kraut bereits gibt es eine „Tugend", groß und wunderbar, nicht weit entfernt vom Grade des Balsams. Die Kunst ist nun: das Kraut in seinen Balsam zu bringen (II, 12). Solche Prozesse bewähren sich auf ganz natürliche Weise und nicht durch Zauberei (II, 19). Dies gilt für die Kräuterheilkunde, dies gilt auch noch für jeden chirurgischen Eingriff. Jede einzelne Wunde will genau für sich betrachtet, beurteilt und behandelt werden. Wer das nicht lernen will, der nehme Abstand vom Arzten; denn sonst ist es nur der Kranken Verderb. Die ganze Umwelt des Kranken gilt es dabei zu berücksichtigen. Denn: „Der Mensch ist in viel Gefährlichkeit gesetzt und mit viel bösen Stunden beladen und umgeben. Niemand mag es alles ergründen, aber alle Tag erfindet sich etwas Neues" (X, 40).

Angesichts dieses Dilemmas ist nun aber auch deutlich gezeigt, „in was Grund und Weg der Arzt wandeln soll" (VIII, 220). „Der Arzt soll stehen in der Kenntnis des Himmels, des Wassers, der Luft und der Erden, und daraus auch des Mikrokosmus". So will Gott durch ihn wirken und will ihn haben, „und soll da tragen das Lob und das Leid der Arznei".

3. Mensch und Welt in Symbiose

Beim Freiburger „Dies Universitatis" (1948) hatte FRANZ BÜCHNER in seinem Vortrag über „Mensch und Umwelt" (Freiburg 1949) betont: „Indem der Kosmos und die Erde das Umweltfeld der Organismen in unübersehbaren Variationen bestimmen, greifen sie tief in ihre Entwicklung und ihr Schicksal ein". Gleichwohl sei der Mensch nicht, wie das Tier, in diese Umwelt eingebettet; er könne sie „kraft seiner praktischen Intelligenz" ständig auch umgestalten. Er ist - so würde PARACELSUS sagen - der Ökonom im „Ens veneni".

BÜCHNER stößt auf einen zentralen Paracelsischen Gedankengang, wenn er weiter folgert: „Seine praktische Intelligenz entfaltete sich aus der Fülle seiner Leiblichkeit, nicht aus ihrer Notdurft. Im Entwurf war er schon das Wesen, das nicht aus biologischer Produktivität, sondern durch seine Techne mit dem Dasein fertig wird" (l.c. 100). Der Mensch ersetzt - im kreativen Umgang mit dem „Ens veneni" - seine natürliche Vitalsphäre durch das „Umweltfeld seines eigenen Willens" (BÜCHNER, 1949).

Der „homo sapiens" wird auf diese Weise zum Partner des „homo faber".
Die Welt des Geistes existiert nicht abgelöst von der Welt des Leibes. Das
Geistige wirkt unausgesetzt über die Umwelt auf den Leib zurück. „Diese gei-
stige Welt ist es" – so schließt FRANZ BÜCHNER –, „die neben den materiellen
Faktoren unserer biologischen und unserer technischen Umwelt mit großer
Mächtigkeit unseren Leib beeinflußt, formt, trägt und erhält" (l.c. 103). Es ist
immer der Mensch, der die Welt ebenso macht, wie er ihr verhaftet bleibt.

Es kann gar nicht ausbleiben, daß der Mensch in einem ständigen Bildungsprozeß begriffen ist, in den seine Umwelt immer stärker einbeschlossen ist.
Mensch und Welt stehen nun einmal in einer Symbiose, die von Natur aus
äußerst labil ist, die daher immer durch eine besondere Kunst (techne) gehalten
sein will.

So macht es der Vulcanus im Magen, der „Archaeus", so auch der Vulcanus
da draußen, die Technik. Alle die alchymischen Bilder vom Präparieren und
Destillieren, vom Zirkulieren und Sublimieren –, alle diese Teilprozesse der
Artes da draußen, sie sind auch alle „im Menschen", genau so „wie in der äußerlichen Alchimia, die dies präfiguriert" (XI, 188). Dieser Bildungsprozeß aber, er
wird besonders wichtig in unserem eigenen Organismus; denn da „betrifft er die
Gesundheit und den Leib und das Leben" (VIII, 181).

PARACELSUS nennt diese „Kunst" und solches „Werk" die Alchimia, deren
Virtus sowohl im innerorganischen Archaeus als auch im makrokosmischen
Vulcanus am Werke ist, unaufhaltsam, bis hin zur „ultima materia". Der „Vulca-
nus" ist demnach der „Apotheker" und ein „Laborant" der Arznei: „Das was die
Augen am Kraut sehen, ist nicht die Arznei, oder an Gesteinen oder an Bäumen.
Sie sehen allein die Schlacken, inwendig aber unter der Schlacke, da liegt die
Arznei. Nun muß am ersten die Schlacke von der Arznei genommen werden,
dann ist auch die Arznei da. Das ist Alchimia und das Amt Vulcani".

Vulcanus ist demnach der archaische Feuergott, der im Mikro- wie im Makrokosmos wirkt: „Was das Feuer tut, ist Alchimia" (XI, 187). Es allein macht die
Welt der Naturstoffe zu einer Welt der Kunststoffe: Aus der primitiven Natur
wird die reiche Zivilisation.

Von daher versteht sich der Kernsatz: „Alchimia heißt eine Kunst, Vulcanus
ist der Künstler in ihr". Und so ist Vulcanus der „Bereiter" der großen Welt, der
die Schöpfung erst vollendet. Und noch einmal – wörtlich –: „In der Erde liegen
vielerlei wunderbare Heimlichkeiten. Nun die Sonne, der Mond, der Tag, die
Nacht, der Tau, der Regen, das ganze Firmament ist der Motor, ist der Bereiter,
ist das Feuer, daß alles das, was in der Erde ist, dasselbige muß heraus und muß
durch das Feuer an den Tag" (XII, 226).

Die Natur ist hier nicht mehr die statisch abgeschlossene Schöpfung, sondern
der dynamische Auftrag des Menschen zur dramatischen Entfaltung, zur Transmutation der Welt. Und so ist auch das Pharmakon zu einem äußerst wirksamen
Naturstoff geworden, der in ein Ordnungsgefüge eingreift, um es zu verändern,
zu wandeln, zu bessern. Der Alchimist wäre damit nichts anderes als jener große
Künstler im „opus magnum", der beide Aspekte ganz genau unterscheidet: Das
Gift tut er in seinen Sack, und das *Gute* läßt er dem Leibe. Denn der Mensch wird
gezwungen, beides in sich aufzunehmen, und so auch Gift, Krankheit, Tod zu
essen und zu trinken. Es bleibt uns keine andere Möglichkeit, als jenen Alchimi-

sten einzusetzen, „der uns vom Schöpfer eingesetzt ist und gegeben: der uns soll das Gift vom Guten scheiden, damit wir keinen Nachteil davon empfangen" (I, 193).

In seinen „Defensiones", den berühmten Verteidigungsreden aus dem Jahre 1537, hatte *Paracelsus* seinen Gegnern die mehr als bedenkliche Frage gestellt: Ob sie denn wohl wirklich wüßten, was Gift sei oder was nicht Gift sei? „Oder aber ob im Gift kein Mysterium der Natur sei?" Soll ich, nur weil der eine Teil Gift enthält, den anderen auch mitverachten? Sollte man nicht lieber unterscheiden lernen: das Giftige verwerfen, aber seine Heilkraft suchen? „Wer Gift verachtet, der weiß nicht um das, was im Gift verborgen ist. Denn das Arcanum, das im Gift ist, ist gesegnet dermaßen, daß ihm das Gift nichts nimmt noch schadet" (XI, 137). Der Alchimist erst scheidet das Gute vom Bösen: „Dieser Alchimist wohnt im Magen, welcher sein Instrument ist, darin er kocht und arbeitet" (I, 194).

Die Arznei soll demnach im Leibe als ein Feuer wirken, „und soll dermaßen so gewaltig in den Krankheiten handeln wie ein Feuer handelt in einem Scheiterholzhaufen". Und wie sich das Feuer im Holz freuet, also freuen sich auch die Arzneien in den Krankheiten. „So wollen wir beachten, wie und was Gestalt ein jegliches Gift wird an seinem Ort und was darnach durch dasselbige Gift künftig für Krankheiten geboren werden oder gar Tod" (I, 200). Alles, was wir auch essen und trinken, alles ist „Gift und Gut".

In diesem Assimilationsprozeß erst kommen Individuum und Sozialsphäre zu einer Integration. Wenn zum Beispiel der Balsam der Natur des Mikrokosmos „zu schwach ist, seinen eigenen Schaden zu wenden, so muß der äußere Balsam der Elemente gesucht werden, um das Fehlende im Balsam des Mikrokosmos zu erstatten" (VI, 250). Was nach Gottes Willen gesund macht, ist ja „das Arcanum, das in den natürlichen Dingen ist", weder der Arzt noch das Kraut, sondern die beiden eingeborgene Kraft, die zur Konkordanz kommen soll.

Mit dem „Ens veneni" begegnen wir somit der konkreten biologischen Situation des Menschen. Der Mensch erscheint hier in einem beständigen Assimilationsprozeß und damit auch in einer Symbiose mit seiner Umwelt, in stetiger Rezeption und ständiger Exkretion, in einem in sich geschlossenen biozönotischen Verbundsystem. Individuum und Sozialsphäre kommen in diesem lebenslangen Einverleibungsprozeß nach und nach zu einer natürlichen Integration.

III. Des Menschen Zeit-Gestalt

1. Phänomene der Zeitlichkeit

Gleicherweise zentral wie die „Welt der Natur" erscheint nun ein zweiter Kosmos: die Zeit! Zur Ordnung der Natur gehört eine immanente Unordnung, welche die Zeit setzt, in der die Natur „erzittert selbst" (IV, 534). Es ist das Gesetz der Zeitlichkeit, unter dem PARACELSUS bekennen muß: „Der Mensch ist zum Umfallen geboren" (XI, 198).

An mehreren Stellen seines Werkes betont PARACELSUS, daß ein Arzt nicht allein den „leiblichen Lauf der Natur" erkennen muß, sondern in gleicher Weise auch den „Lauf des Himmels" (I, 99; IX, 577 et al.). Wir haben zu achten auf den „Eingang des Himmels in uns" und daß er sich „in uns solle leiben". Die uns so vertraut gewordene Gesetzlichkeit der Natur, sie wird von vornherein kompensiert und überhöht durch die Gesetzlichkeit der Zeit, die dem Arzt „des Himmels Inwurf" zeigt. Ohne diese historisch informierende Kategorie würde er, der Arzt, noch mehr „gezwungen sein, verworren in seiner Praktik umzugehen" (VII, 189).

Mit dieser neuen Kategorie erfassen wir nicht nur den Lauf der Welt, sondern auch das Schicksal des Menschen in der Ordnung eines großen kosmischen Geschehens. Unter dem „Ens astrorum" wird uns bereits eine ganze Welt für sich vermittelt, eine Welt, die nicht als natürliche Umwelt dem Instinkte verhaftet oder einem Erbgut eingebunden wäre, Welt vielmehr im Horizont der Zeit, als offenes System unserer Existenzbedingungen, als Raum möglicher Freiheit.

Das „Gestirn" erst bildet den Menschen in seiner konkreten Leiblichkeit aus, um aus dem animalischen Substrat eine humane Existenz zu machen. Mit der Zeitstruktur wird aber auch der uns gesetzte Termin verstanden und die fundamentale Zerbrechung in den Dingen erklärt, die mögliche Umkehrung und Veränderung aller Naturkräfte, jene Austilgung und Unterdrückung der ursprünglichen Natur, die das Pathische der menschlichen Existenz verständlicher macht und die Faktizität des Todes markiert.

Erfahrungen solchen Ausmaßes und Tiefganges bedeuten für die Krankheitslehre des PARACELSUS, daß es eine geschichtslose Naturordnung gar nicht geben kann. Es ist die Zeit, die alle Dinge verändert und immer neu aufsteigen läßt wie ein Gewölk (VII, 188). Es sind die „astra", die ein solches Zeitgefälle verstehen lassen. Die Zeit ist ihrem Wesen nach alles andere als der flüchtige Augenblick zwischen dem Noch-nicht und einem Nicht-mehr: sie ist ein ganzer Kosmos! Daher: „Ein jeglich Ding, das in der Zeit steht, das stehet im Himmel" (VIII, 173). In diesem welthaften geistigen Raum allein kommen wir zur „Erwartung der Zeit" (VIII, 245) in der Aufbereitung der Welt und damit zur eigenen Reifung.

Vor einem solchen welthaften Hintergrund erst gewahren wir die Einmaligkeit der schicksalhaften Erlebnisse und Abläufe eines Individuums. Und wenn auch Tag und Nacht Zehntausende von Kindern geboren würden, sie hätten doch nimmermehr den gleichen Himmel (VIII, 100). Jeder hat seinen eigenen Zeitraum und darin „viel tausend Wege" (II, 316). Jeder reift zu seiner Vollendung! Jeder Augenblick wird zur „Zeit einer neuen Blume" (II, 316). „Eine jegliche Stunde gibt eine neue Art, damit nichts gleich bleibt" (VI, 370). Wachsen und Reifen ist alles: „Also der Magnet der Sinne sauget auch an sich vom Gestirn seine tägliche Vernunft wie eine Biene den Honig aus Kraut und Blumen" (XII, 164).

Darum soll ein Arzt die Zeit bedenken, „damit er die Zeit wisse, wie er sich wehre und herrschen wölle womit. Nicht genug sei, den heutigen Tag betrachten, sondern auch den morgigen Tag und alle zukünftigen hernach vom Punkte der Stund bis an den Terminus, und in der Zeit sehen, was dem doch zu tun sei. Und nit so unverstanden sein, daß er die Zeit in die Luft schlage und sich selbst für einen Unwissenden zu erkennen gebe" (IV, 415). Das ist die Zeit, die immer wieder scharf und akut genannt wird, „denn sie gibt alle Krankheit und Zufälle und alle Widerwärtigkeit". Wer könnte ihre Absicht verstehen? „Wer kann nun ihre Schärfe, ihre Heimlichkeit und ihr Vornehmen verstehen und kennen? Darum soll sich der Arzt nicht zu viel austun; denn es ist ein Herr über ihm, das ist die Zeit, die spielt mit dem Arzt wie eine Katz' mit den Mäusen" (IV, 496).

Diese Zeit hat dichtere Verstecke, als wir aus unserer körperlichen Verfassung heraus wahrzunehmen vermögen. Die räumliche Wirklichkeit zeigt uns immer nur den „greiflichen" Leib, und im Leib dann auch den ganzen psychischen Bereich; hier aber geht es nicht mehr um Naturgesetzlichkeiten, sondern um die Erfahrung von Kräften. Das sind „unsichtige Ding und doch leibliche Ding". Ist doch die erste Erfahrung des hinfälligen Menschen die, daß die Unbeständigkeit der Dinge, die Ungewißheit einer Existenz im Wagnis, die Unsicherheit eines Lebenslaufes ihn ständig und bis ins hohe Alter begleitet. Das ist der „Lauf des Himmels", der einen bald fröhlich macht, bald wieder traurig.

Zwar gibt auch die „natürliche Ordnung" als solche bereits ihren „gerechten, vorgemachten Weg", einen Weg allerdings, auf dem offenkundig viel Willkür herrscht, eine Zufallsordnung, die mit dem Menschen spielt wie auch dieser immer wieder gibt „seine Ordnung, wie er will", eben seinen eigenen Lauf auf „Ungnad oder Ungunst". Alles „Zufallen" durch die wechselreichen „Geschicke" scheint ebenfalls einer Gesetzlichkeit zu unterliegen, die der Arzt zu erfahren und zu thematisieren hat. Dazu in erster Linie dient ihm das Gestirn, unter dem man nun alle Phänomene des Pathischen, der Korruption, der Verfallenheit, des Alters und des Todes erklärt, und damit die „Zerstörung der Natur und ihrer Zerrüttung".

Die Wirklichkeit hat gleichsam eine vierte Dimension, die Zeit eben, die ebenso Grund des Wachstums ist wie auch aller Korruption. Zeit und Wachstum, Wachstum und Verfall in Zeit offenbaren erst die volle Wirklichkeit von Natur und Geschichte. Zeugnis dafür ist das „astrum", keine Astrologie im Sinne von Prognostik oder Horoskop, sondern eine Bedeutungslehre symbolischer Kräfte, die im Universum eine innere Verwandtschaft zu dokumentieren haben und so auch den Menschen in Bewegung halten und zur Entscheidung anhalten! „Nun aber weiter: Es muß etwas im Leib sein, das die Gestirne annimmt, wenn sie in den Leib wirken." Der Leib zieht gleichsam den Himmel an und in sich hinein –: „Was nun aber das sei, das ihn an sich zieht, das ist groß göttlich Ordnung" (VIII, 164).

Unter dem „Ens astrorum" könnte man am ehesten die pathogenen Einflüsse der Gestirne auf den menschlichen Organismus verstehen, und es gibt in der Tat Stellen, die auf astromedizinische Konstellationen hinweisen. Was immer stärker sich durchsetzt, ist ein Astrum-Begriff, der ganz und gar der Naturlehre entstammt, sich rein dynamisch auswirkt und als Zeitgeber auftritt.

Im „Examen Naturae" soll ein Arzt von Grund auf die Krankheiten erkennen lernen: an den äußeren Zeichen, ihren Signaturen, wie an den inneren Beschwerden, aus der Natur der Glieder wie ihrer Proportion, kurzum: aus allen inneren und äußeren Merkmalen. Nur so wird er nach und nach lernen, „eine jegliche Krankheit wohl zu beschreiben" (VII, 335). Hat man den Bedeutungszusammenhang der „signatura" einmal richtig erkannt, dann wird man auch gewahren, wie und warum der Mensch so viele „loca" hat wie der Himmel „operationes". Struktur und Funktion stehen mit einemmal im Konnex und in einer Konkordanz. Gerade unter diesem Aspekt interpretiert das Schema der menschlichen Anatomie nicht die Organisation als solche, sondern immer auch den Kosmos in seiner weltweit gespannten funktionalen Strukturierung.

Um so ernster haben wir den Wechsel der Dinge zu nehmen sowie alle Fortschritte der Zeit. „Anfänglich haben die Alten also angefangen zu lernen. Wir aber sollen nicht von ihnen lernen, sondern den suchen, den auch sie gesucht haben. Nur so wissen sie uns wohl zu lehren, was uns jetzo auf diese Zeit not tut. Denn hin ist hin, ein Neues her! Obgleich uns die Alten manches hinterlassen haben, daß wir dasselbige wissen und können, so ist es doch nicht in der Gestalt an uns gekommen, daß wir nun nichts weiter mehr lernen müßten als das allein, das von ihnen da ist. Vielmehr sollen wir alle Dinge verbessern, mehr suchen, mehr lernen. Denn die Schule und das Schulrecht währet bis an das End' der Welt" (XII, 168).

Dieser „Himmel", ein solches „Gestirn", mit anderen Worten und nach unserer Deutung: die anthropologische Zeitstruktur, will immer wieder neu verstanden sein, weil jede Zeitphase ein ander „Glück zu heilen" anbietet: „So du solches nicht weißt, was meinest du, was du für ein Arzt seiest? Nichts als ein Rumpler" (VIII, 174). Wer so handelt, der „rumpelt wie eine Sau im Trog", wie „ein Schwein im Rübenacker"; der benimmt sich – nach dem arabischen Spruch vom „hatibu l'-lail" – wie ein Holzhacker bei Nacht. Der rein empirische „modus medicandi et practicandi", das wäre nichts als ein ungewisser „Fischergrund", ein reines „Lappenwerk", ein „irriger, falscher, beschissener Bau" (VIII, 174).

Gerade an den Krankheiten, besser: dem Krankgewordensein, wird sich aufzeigen lassen, daß unsere Lebensverhältnisse nicht aus dem natürlichen Grund allein zu erklären sind, vielmehr von zeitlichen, besser: kosmischen Bedingungen abhängen. Diese Einsicht zu vermitteln, ist Aufgabe des „Ens astrale"!

2. Die kosmischen Bedingungen der Krankheit

Unter dem „Ens astrale" versteht PARACELSUS alle Zeitlichkeit und mehr noch: die mit der Zeitigung verflochtene Zerbrechlichkeit aller Dinge. Nur so verstehen wir den zentralen Leitsatz seiner Krankheitslehre: „Die Zeit ursachet die Fäule der Dinge" (VIII, 110).

Jedes Ding nämlich, das durch die Zeit gehet, wird betroffen von dieser Fäulnis. „Denn sobald der Auslauf da ist und dessen Ende, so bald ist auch da die Zergehung desselbigen." Aus dieser Gesetzlichkeit entspringt unser Schicksal; darin liegt letztlich auch alles Glück des Lebens, das nichts anderes ist als „Ordnung halten mit Wissenheit der Natur". So sehr haben wir „unser verordnet Wesen" innerhalb dieser Natur; so sehr bleiben wir auch abhängig von der verordneten „Zergehung aller Dinge" (VIII, 110). Und noch einmal an anderer Stelle, einer späteren Fassung des gleichen „Paragranum". „Ein jeglich Ding, das in der Zeit steht, das stehet im Himmel. Daraus folget nun die Fäulung, die Zergehung und die ander Geburt . . . Darum so faulen alle Dinge nach dem Lauf des Himmels und nit im Lauf; also zergehen die Dinge" (VIII, 173).

Alle Geschöpfe sind von Natur aus in die Zerbrechlichkeit geordnet und „am letzten mit dem Tod umgeben, der alle Dinge verzehrt. Also werden alle Dinge erstlich in die Zerstörung geführt, nachfolgend in den Tod". Solche Zerbrechlichkeit ist dem Menschen geradezu „eingeleibt", weshalb ein Arzt wissen muß, daß „solche eingeborene Widerwärtigkeit des natürlichen Leibes" die „Mutter aller Krankheit" ist – „und also eingeleibt durch die Schöpfung, daß sie nimmer zu wenden ist" (X, 288).

Von Natur aus verglüht unser leibliches Leben in einem beständigen Verbrennungsprozeß: „Der Leib ist das Holz, hat sein Feuer in sich und seine Zeit und Stunde" (II/IV, 320). Aus diesem Prozeß leben wir aber auch, regenerieren uns und kommen zu fruchtbarer Wirklichkeit: „Also im Leib: Wir grünen für und für und haben vieltausenderlei Gesundheit." Wir grünen und blühen, und so welken wir auch (II/IV, 321). Alles geht ja dahin „wie ein Rock, der alle Tag getragen wird". Unser gebrechliches Leben bedarf solcher „Gesundmacher", an Leib wie Seele, die beide „je länger, je schwächer, je kranker und elender" werden (II/IV, 333). Daher soll der Mensch das „Wesen seines Verstandes" und „seines Regiments" erkennen; er soll auffliegen wie ein Adler, um in die „ander Geburt" zu gelangen (II/IV, 338).

Damit sind bereits die Phänomene des Pathologischen an der Wurzel erfaßt: Sie laufen ab in den Dimensionen der Zeit, sie sind gespannt zwischen Gebrechlichkeit und Ganzheit, sie finden allenthalben ihren „Constructor" und „Destructor"; beide geben dem Leben wie dem Tod ihr strenges Profil!

Die Eingebundenheit des gesunden und mehr noch des kranken Menschen in die zeitlichen Abläufe und den stofflichen Wechsel wird nunmehr durch den Begriff des „Ens astrale" näher verdeutlicht. „Astrum" meint nämlich nicht nur die Struktur der Zeitlichkeit, sondern auch: das zeitigende Wesen selbst. An den Dimensionen der Zeit, die nicht weniger vielschichtig sind als die Dimensionen einer Raumordnung, wird erst deutlich, was Heilkunde ihrem innersten Rang nach sein kann: das Wissen nämlich um Werden und Verfallen und damit die Sinngestalt einer befristeten Existenz. Zur Philosophie der Erde gehört daher die ganze Physica, ihre innere Konstellation und äußere Konföderation, die volle Ordnung einer raumzeitlichen Wirklichkeit, in der „eins in das andere gehängt und zusammengebunden" ist (XII, 49). Weil der Mensch aus der Erde ist, ist er auch des Himmels gewärtig. Ohne diesen Himmel wäre die irdische Welt gar nicht zu begreifen. „Durch den Himmel grünet sie und gibt Frucht und lebt aus dem Himmel." Der Himmel bedeutet für sie Leben, Krankheit und Gesundheit (I, 4).

Zeit ist hier das ekstatische Inzwischen eines Zeitraumes, es ist jene Lichtung des Seins, über die das Astrum aufstrahlt! Dieser siderische Leitfaden hat mit der damals aufblühenden Medizinischen Astrologie freilich wenig zu tun. Von der Inklination durch die Gestirne heißt es lapidar: „Das ist nix" (IX, 115). Daß die Astra einen Menschen inklinieren und nötigen, nennt PARACELSUS eine üble Deutung. Die ganze Astrologie mit ihrem Zauber, sie bedeutet für ihn nichts als ein Irrsal! Um so mehr wird das Moment der Zeit als solcher ernst genommen: Die Zeit und Zeitigmachung, die Stund' der Zeit, der Punkt der Zeit, alles das sind Begriffe, mit denen des Menschen Geschichtlichkeit und Gebrechlichkeit getroffen sind.

Der Arzt soll daher „die Zeit bedenken, damit er die Zeit wisse". Die Zeitlosen, das sind die Kunstlosen. Denn wie der Raum, so ist auch die Zeit ein machtvoller Realzusammenhang, der in seiner Ordnung, eben der Geschichte, gesehen werden muß, weniger Zeitraum als Prozeß, der nur in seiner Reifung, der „maturatio", nur in der „Erwartung der Zeit" erfahren werden kann.

Für die Krankheitslehre des PARACELSUS bedeuten solche Erfahrungen, daß eine geschichtslose Naturordnung einem Arzte gar nicht denkbar wäre, wie wir ja auch „nicht zu der Gesundheit noch zu der Krankheit verordnet sind", sondern beide nehmen wie der Lauf sie führt. Es ist die Zeit, die alle Dinge verändert und immer wieder neues Gewölk aufsteigen läßt; es sind die Astra, die dieses Zeitgefälle verstehen lassen. Die Zeit ist ihrem Wesen nach alles andere als der flüchtige Augenblick zwischen dem Noch-nicht und einem Nicht-mehr: sie ist ein ganzer Kosmos! Daher: „Ein jeglich Ding, das in der Zeit steht, das stehet im Himmel" (VIII, 173). In diesem Weltraum allein kommen wir zur „Erwartung der Zeit" (VII, 245) und damit zur „maturatio"!

Im Prozeß dieser wachsenden und ausreifenden Zeit gewahren wir erst den vollen Reichtum der Wirklichkeit „ohn Unterlaß bis zum End der Welt" (II, 317). Denn Welt und Mensch gehören zusammen als „ein Ding".

Diese allgemeinen Gedankengänge werden immer systematischer mit der Krankheitslehre und einem Konzept der Heilung in Verbindung gebracht. „Wo solche Erkenntnis, die aus der Zeit kommt, nit verstanden würd' in seinem Leib, wie kann das ein Arzt sein, der sein Subjectum nicht weiß und noch weniger das, was wenden kann? Denn wie ein Apfel am Baum oder sonstwo behalten wird in seiner Gesundheit, also auch das Generatum im Leib" (IV, 369). Wie wollte auch ein Arzt gegen die von ihm gefundene Krankheit eine Arznei einsetzen, wenn er nicht einmal die Stätte der Krankheit weiß. Bis auf den konkreten Punkt muß man daher die Anatomie treffen, weil darin allein der Anfang der Praktik liegt. Mann soll den ganzen „Baum der Krankheit" kennen und um die Ausdehnung seiner Äste wissen (VII, 107); man muß den Baum gesehen haben in seinem Grünen, in seiner Blüte, aber auch mit seinem Welken. Daher muß die Arznei so gerichtet sein, daß ihre eigene Zeit und der Krankheit Zeit zusammenlaufen. „Wo solches nit geschieht, so daß die Zeit der Arznei zu früh ausgeht, so ist dies gleich, als wenn der Sommer zu früh aufhört." Daher gilt es genau zu achten auf den angemessenen und zugeschnittenen Zeit-Punkt (VII, 111).

„Darum so ist es nichts, die Dinge gleich für ewig festzulegen. Denn was vermag der Mensch auf Erden auszurichten, das ewig sei? Er ist seines Aufrichtens, das er morgens tut, nicht gewiß, noch ob er bis zur Nacht bleibt oder nicht. Alle Dinge handeln und wandeln, wie es die Zeit gibt, die zieht dich ihr nach und du mußt ihr nach. Gott hat dich gelehrt, dich dahin zu richten, wohin die Zeit dich führt. Denn da gilt Gewohnheit nichts; solche Gewohnheit wäre nur Torheit. Alles für ewig zu halten, ist nichts als Narrheit. Die Dinge gehen aus der Zeit, und niemand ist über die Zeit, und jeder ist unter ihr." Die Zeit trägt unser Schicksal. Also ist das Leben auch: einmal sind wir geschnitzlet von Gott und übermalt mit dem Leben: „Und mit einem Lumpen ist es alles wieder aus." Also ist der Mensch „dem Ende befohlen und seiner Jahre Zeit und Zahl, die klein ist". Unendlich groß ist die Zeit, und so klein unserer Jahre Zahl.

3. Der Arzt als Gestalter der Zeit

Als eine zentrale Kategorie unserer existentiellen Verfassung versteht PARACEL-SUS das „Ens astrorum" oder „Ens astrale". Mit dieser Konstellation ist keineswegs das Wirken der Gestirne auf das irdische Geschehen gemeint, sondern eher das gleichermaßen historische wie kosmologische Gerüst, das den Menschen in seiner Umwelt und mit seiner Geschichte hält. Wir würden es heute unseren existentiellen Standort im ökologischen Verbundsystem eines Miteinander nennen, wir verstehen darunter des Menschen biographisches Schicksal und damit auch seine Pathographie.

Wir haben nicht nur den „leiblichen Lauf der Natur" kennenzulernen, sondern auch den „Lauf des Himmels" in uns. Auf diesen „Eingang des Himmels in uns" sollen wir achten und uns bereit halten, daß dieser Himmel sich „in uns solle leiben". Nur so erfahren wir die Gesetzlichkeit der Zeit, nur so „des Himmels Inwurf". Der Mensch mitsamt seiner Geschichte ist eingespannt in ein großes kosmisches Geschehen. Die Welt begegnet uns nicht nur als Umwelt oder Erbwelt; Welt steht hier im Horizont der Zeit, als ein offenes System möglicher Freiheit.

Zur Welt der Natur tritt somit eine ganze Welt an Zeit, an Werden und Vergehen, an Geschichte und Schicksal. Jeder von uns hat seinen eigenen Zeit-Raum und darin viel tausend Wege; jeder reift zu seiner Vollendung. Im Prozeß dieser wachsenden Zeit erst gewahren wir den vollen Reichtum der Wirklichkeit, „ohn' Unterlaß bis zum End' der Welt" (II, 317). Im Prozeß selber, da steht das „astrum", das nur Sinn hat in seiner leibhaftigen Existenz; denn „homo und coelum", die beiden gehören zusammen als „ein Ding", so „wie die Röte im Wein ein Ding ist oder die Weiße im Schnee" (IX, 600). Wie nun der Himmel derart vielgestaltig in sich konstelliert ist, so ist auch der Mensch „für sich gewaltiglich"! Und wie das Firmament in sich selber steht, so wird auch der Mensch von keinem Geschöpf überwältigt, „sondern er ist allein ein gewaltig freies Firmament ohne alle Bindung" (I, 202).

Es ist von kaum abzuschätzender Bedeutung, daß PARACELSUS bei allem Wissen um das Schwergewicht von Zeitlichkeit, Vergänglichkeit und Zerbrechlichkeit sich keinem Fatalismus überlassen hat, vielmehr ein Stimulans für das therapeutische Vorgehen fand, das lebendiger kaum gedacht werden kann.

Gerade in seiner gebrechlichen Leibhaftigkeit ist der Mensch nicht natürlich determiniert; auch das Gestirn liefert eben keine Natur, sondern nur die Zeit. Die Gestirne formieren nicht den Körper, „sie verleihen nur die Zeit". Erst in diesen beiden Komponenten, „im Leib und im Gestirn ist die ganze Welt geordnet" (X, 643).

Unter diesem „Gestirn" erst läßt sich einerseits das Phänomen des Pathischen, der Korruption, des Verfalls und des Todes genauer erklären, die „Zerstörung der Natur und ihre Zerrüttung" (IX, 591). Zwar hat auch die „natürliche Ordnung" ihren „gerechten, vorgemachten Weg" (IX, 572); darin lebt aber offenkundig auch eine Art von Willkür, die spielt mit dem Menschen, wie auch er gibt „seine Ordnung, wie er will" (I, 154), seinen Lauf, eine „Ungnad oder Ungunst", mit allen ihren Zufällen und Unfällen und Anfällen.

Dieses „Zufallen" durch die „Geschicke" aber unterliegt andererseits wiederum einer eigenen Gesetzlichkeit, einer geschichtlichen Ordnung, die der Arzt zu erfahren und zu thematisieren hat. Auch dazu dient das „gestirn". Die „Astronomia" zeigt demnach die kosmischen Voraussetzungen des gesunden wie kranken Menschen an. Sie ist folglich der „Grund", auf dem alles „fundiert" ist (VIII, 202). PARACELSUS nennt sie das „erste Element", das alles Wissen der Welt und des Menschen erst ermöglicht (XIII, 123) und daher ein „höchstes Ding" (VIII, 137).

Gerade als ein Arzt, der aus dem Licht der Natur handelt, muß der Astronomus „nicht allein den leiblichen Lauf der Natur, sondern auch den Lauf des Himmels erkennen" (IX, 577). Die Gesetzlichkeit der Natur wird kompensiert durch eine Gesetzlichkeit der Zeit, die dem Arzte „des Himmels Inwurf" zeigt. Ohne diese Kategorie nämlich würde er gezwungen, bei all seiner Naturkenntnis doch nur „verworren in seiner Praktik umzugehen" (VII, 189). Die anthropologische Zeitstruktur will daher immer wieder neu verstanden sein, weil jede Zeitphase ein ander „Glück zu heilen" anbietet. Mit dem Wissen um die Zeit und Zeitigung (maturatio) erst wird uns „der äußere Himmel ein Wegweiser des inneren Himmels".

In der Zeit warten auf Reifsein ist alles: „Bist du berufen, ein Buch zu machen, es wird nit versäumet werden, sollt's sechzig oder siebzig Jahr anstehen und noch länger. Es wird heraus müssen, wie ein Kind von dem Bauch seiner Mutter". All unser Mühen und Werken, es ist nur ein Geburtshelferdienst, bis die Dinge zeitig geworden sind: „Ich gedenk, daß ich Blumen sah in der Alchimia, vermeinte, das Obst wäre auch da. Aber da war nichts. Da aber die Zeit kam, da war die Frucht auch da" (De vita beata).

Damit kommen wir auf die positive Bedeutung der Zeit-Gestalt menschlicher Existenz zu sprechen, die vor allem den Arzt zu einem kreativen Gestalter der Zeit macht. Vielleicht sind wir heute mit dieser kosmologischen Dimension vertrauter geworden als die rein morphologisch orientierten Naturforscher des 19. Jahrhunderts. Wir würden ohne Mühe im „Ens astrale" all die mikroökologischen Zellprozesse erkennen, die letztlich chronobiologisch informiert sind. Wir würden bei unserer modernen Einsicht in die Zellerneuerungs-Systeme mit all ihrem Aufbau und Abbau, allem Einstrom und Ausstrom, mühelos die Prinzipien eines „Destructor" und „Conservator" wiederfinden, wie wir uns auch eine „Theoretische Pathologie" nicht mehr vorstellen könnten ohne die Integration einer Chronopathologie.

Der Mensch als solcher ist zum Umfallen geboren. Er ginge zugrunde, wäre nicht dem „Destructor" der Überwinder beigegeben, der „Conservator", ein heilsames Urprinzip, der Balsam des Lebens in freilich befristeter Zeit. „Weil aber der Mensch doch zuletzt noch fallen muß . . ., so siegt der Tod." Ohne eine Lehre vom Tod bliebe eine Pathologie Stückwerk und halbe Sache. Wir würden auch heute noch gut beraten sein, würden wir uns wieder zu einer systematischeren Thanatologie bekennen, deren theoretischer Teil die „Lehre vom Tod" wäre, ihre praktische Seite aber die „Kunst zu sterben", die alte „ars moriendi", eine wirkliche „euthanasia".

Von seinem Ende her, mit seinem „gesetzten Termin" erfährt man erst die fundamentale „Zerbrechung" in den Dingen, so daß gar nicht mehr zu unterscheiden ist, ob man den Tod als natürlich oder künstlich auffassen sollte. Folgerichtig wäre denn auch nach PARACELSUS keine Pathologie denkbar ohne eine integrierte Thanatologie, eine Lehre vom Sterben und vom Tode, die dann selber wieder bevorzugter Gegenstand einer Physiologie bliebe. Dieser Tod, er sitzt mitten im Herzen der Schöpfung und bildet eine Art Gegen-Welt. Er begleitet brüderlich alles Naturgeschehen und gibt der Welt den Anstoß für ihre Entwicklung bis zum gesetzten Termin. Die Lebewesen, sie dulden denn auch diesen Herrn, gegen den lediglich der Mensch sich ebenso verzweifelt wie vergeblich sträubt. Für den Menschen allein ist der Tod kein „factum brutum", sondern ein höchst empfindlicher Indikator seiner Existenz.

Alle Dinge - so wieder PARACELSUS - stehen nun einmal in der Gewalt der Zeit. „Darum so faulen alle Dinge nach dem Lauf des Himmels und nit im Lauf; also zergehen die Dinge, also verschwinden sie, also gehen die Würmer in den faulen Dingen. Denn ohne diesen Ablauf wächst kein faules Ding, wächst auch kein Wurm" (VIII, 173). Und so unterliegt auch die Heilung wiederum der Zeit: „eine Zeit ist über die andere, eine Zeit nützer als die andere" (VIII, 174). Was nicht aus diesem Grund der Zeitlichkeit gebaut ist, das bringt nichts als eine irrige und falsche Therapeutik, die nur aufs Geratewohl hin heilt. „Darum liegen alle Gassen, Spitäler, Häuser, Winkel voller Kranken. Wäre eure Praktik wahr, so wie ihr sie ausgebt, so wäre der Kranken keiner mehr auf den Gassen" (VIII, 174).

PARACELSUS ist der radikalen Ansicht, daß die „rationes et causae morborum" in der alten Pathologie unwissenschaftlich behandelt worden seien. Das pathogenetische Prinzip liegt weder im Humoralen noch im Solidaren, schon eher im fehlgesteuerten chemischen Prozeß. Die verschiedensten Aspekte wollen koordiniert werden, die Konstitution des Organismus und seine erbbedingte Disposition, die eigenbiologischen Ursachen und die äußeren Zufälle, um die Variabilität und Vulnerabilität unserer Organisation, die so rätselhaften Einbrüche und Abweichungen, wetterhaft wie der Himmel in seiner Veränderlichkeit, befriedigend zu erklären.

Aus ganz verschiedenen Wesen erklärt sich die „pluralitas morborum". Nichts ist aus einem Punkte zu kurieren, wie es Mephisto seinem Schüler hat beibringen wollen. Nichts ist auch total und ein für allemal zu behandeln; ja, ohne die Bresthaftigkeit unserer Existenz würden wir den echten Kontakt mit der Wirklichkeit gar bald verlieren. „Dieweil der Mensch dem Tod unterworfen ist und den kleinen Jahren, und sein Leib kurz und von wenig Zeit ist, so muß da vonnöten sein, daß er der Zerbrechlichkeit seines Firmaments und der Elemente Zerbrechung unterworfen ist, und daß es durch ihn selbst sei, daß die äußeren Dinge die Zerbrechung annehmen. Denn wo das nit wäre, bliebe er mit der Welt und dem Leben im Platonischen Jahr, das sich endet mit Sonn' und Mond und dem Zergehen aller Elemente" (I, 68).

Pathogenese und Rehabilitation stehen hier noch in einem innigen Konnex mit der Physiologie. „Denn es ist *ein* Wissen, wie der Mensch gesund ist und wie er krank ist oder wird. Wie nämlich eine Krankheit entsteht aus dem Gesunden, also wird man auch von der Krankheit her gesund. Darum soll nit allein im Wissen sein der Krankheiten Ursprung, sondern auch das Wiederbringen der Gesundheit" (IX, 41). Krankes soll sich konvertieren in Gesundes. Denn die Natur macht alle Dinge wachsen und macht so auch den ganzen Leib wieder jung (III, 209). Also will es, so PARACELSUS, der „spiritus medicinae", der Geist der Medizin.

Mit der Kategorie der Zeit erfassen wir den Menschen in der Ordnung eines großen kosmischen Geschehens. Unter dem „Ens astrorum" oder „Ens astrale" wird uns eine geschlossene Welt vermittelt, eine Welt, die nicht als natürliche Umwelt dem Instinkt verhaftet oder einem Erbgut eingebunden wäre, Welt vielmehr im Horizont der Zeit und damit auch einem offenen System unserer Existenzbedingungen. Das „Ens astrorum" kann somit gleichsam als der zeitliche Horizont unserer leiblichen Existenz gelten. Daher muß der Arzt ein „Astronomus" sein, ein Fachmann für die Zeitstruktur und des Menschen Geschichte. Der Arzt muß in allem „die Zeit bedenken, damit er die Zeit wisse, wie er sich wehre und herrschen wölle womit. Nicht daß genug sei, den heutigen Tag zu beachten, sondern auch den morgigen Tag und alle zukünftige hernach von Punkten der Stund bis in den Terminum, und in der Zeit sehen, was dem doch zu tun sei" (IV, 495).

Es ist im Grunde eine großartige Ordnung der Zeit, die in der Natur wirkt und zum Ende drängt, zur Reife aller Dinge. Gott hat alle Gestalten, Farben, Formen der Menschen ohne Zahl in diese Ordnung gesetzt, auf daß sie darin „alle erfüllt" werden. „So dann der Jüngste Tag kommt, so werden die Farben und Sitten der Menschen alle erfüllt sein, denn er ist allein gesetzt auf den Punkt, wenn alle Farben, Formen und Gestalten und Sitten der Menschen vorüber sind und keiner mehr mag geboren werden, er sähe denn einem andern gleich. Alsdann ist die Stund aus des Laufs der ersten Welt" (I, 181). „Und wenn dann alle Farben und alle Sitten der Menschen aus sind und nichts Seltsames mehr mag werden, sondern Gleichnis sind, dann ist das rechte Alter aus!"

„Alsdann wird Gott der Herr ein neu Jerusalem bauen" (II/VII, 91). Er wird in Seine Stadt aufnehmen die Armen und die Elenden, und alles, was traurig war, wird dort fröhlich sein. Des „Mammons Laster und Beschiß", sie sind an den Tag gekommen; die ganze Welt wird sein wie eine selige Heimat. Was danach aber den Menschen erwartet, das wird nur noch angedeutet im Gleichnis: „Wenn dann der irdische Leib von uns kommt, so werden wir sehen, wie wir sind in dem ewigen: über alle Sonnen und Sterne." Der klarifizierte Leib wird auferstehen in einer glorifizierten Welt! Er wird aufsteigen zu den Himmeln, an jenen Tisch, den der Vater uns „bereitet hat, bei seinem Sohne zu essen" (II/I, 311). Alsdann werden dort singen die Heiligen, die Armen, aus vollem Herzen. Und der Herr selber wird bauen das Ewige Jerusalem, „und Er wird das Regiment behalten von Geschlecht zu Geschlecht".

IV. Der psychosoziale Kontext

Das nächste Glied in der kategorialen Kette der Wesenheiten ist wohl am schwersten zu fassen. PARACELSUS nennt es „Ens spirituale", unser Gesundsein und Krankwerden aus dem Geiste, dem „spiritus". Hier haben wir zunächst einmal an die Macht des Geistes zu denken, die nicht nur die offensichtlich so schwache Natur des Leibes zu stützen vermag, die sich vielmehr oft genug auch gegen die Natur durchzusetzen versucht. Hier sollten wir aber auch all das berücksichtigen, was - gestern wie morgen - die sogenannten Geisteswissenschaften einer Heilkunde zu bieten haben.

PARACELSUS spricht des öfteren auch von einem „Willen", der den Menschen befähigt, einzugreifen in die „res naturales". Wichtiger noch erscheinen uns unter diesem spirituellen Aspekt die Einwirkungen der „res *non* naturales" auf die natürlichen Dinge, die Wirkung jenes „Nomos" auf die „Physis", der allein aus der Natur die Kultur macht. Denn des Menschen Geist besitzt eine sehr eigenständige Tugend (virtus), das, was man sein inneres Wachsein und seine lebendige Geistigkeit nennen könnte.

Krankheit wäre unter diesem Aspekt kein Abweichen von der Norm eines elementaren Gefüges, kein bloßes Entgleisen einer recht labil temperierten Symmetrie; Krankheit bleibt vielmehr in die drei Elementarprinzipien eingebunden und damit auch eingeflochten in den Gang der Dinge.

Wie die Dinge in der Welt indes ihren Gang nehmen und wie sie dem Auge des Arztes sichtbar werden, das zeigt uns ihre „Zeichenhaftigkeit" an, ihre Bedeutsamkeit, die PARACELSUS mit einem veralteten Terminus technicus „signatura" genannt hat. Dieser Leitfigur sollten wir als erstes folgen, ehe wir die Wesenszüge von „Erkranken" und „Gesunden" aufspüren, um dann abschließend dieses so geheimnisvolle „Ens spirituale" im „Licht der Natur" zu begreifen.

1. „Signatura" als Leitfigur im „Ens spirituale"

Moderne Paracelsus-Experten haben in der Regel nur Spott gefunden für eine Signaturenlehre, wonach das äußere Zeichen, die Farbe, die Form einer Heilpflanze auch schon der Hinweis sei für ihre Anwendung und Wirkung! Genau das aber meint Paracelsus *nicht:* „Signatura" offenbart sich vielmehr erst im „arcanum", dort nämlich, wo die Pflanzenwirkstoffe verborgen liegen, um isolierbar gemacht zu werden. Sie müssen erst der Destillation unterworfen werden und sind dann – in Form der ätherischen Öle etwa, deren Bausteine, die Terpene, man heute durch feinste Labortechnologien zu identifizieren in der Lage ist – zu sublimieren und stilisieren zu einer „aqua vitae".

Von der „aqua vitae" ist bei PARACELSUS des öfteren die Rede, wenn er etwa aus der „tugend melissae" durch den alchymischen Prozeß, mit spagyrischen Techniken den „spiritus vitae" sucht und findet, der ihm dann zum lebendigen „Wein des Heiles" wird. „So nun der Wille Gottes geschehen soll, so muß ihn der Arzt dort suchen, wo er liegt, nicht mit Worten, sondern allein im Licht der Natur. Also ist das Arcanum entdeckt" (II, 112).

Wir wären gut beraten, wenn wir auf unserer Entdeckungsreise uns bei diesem heiklen Kapitel zunächst einmal wieder an die Texte halten würden, wenn wir das ganze Spektrum der Textstellen ausloten könnten und auch den Kontext berücksichtigen würden. Beginnen wir an einer exemplarischen Stelle und folgen dem Faden!

„Der da will ein Arzt sein, der muß vom Grund reden und seinen Grund nehmen aus dem Licht der Natur, nit von den Hörensagern, daß sich niemand mög' bekümmern und beschweren in den verborgnen Heimlichkeiten der Natur. Darum hat's die Natur verzeichnet" (II, 87). In allem hat die Natur ihre Spur gelegt und ein Licht gelassen, um an den Zeichen den Dingen mächtig nachzugründen, lebenslang, im Examen der Natur.

Damit sind die Aufrisse einer naturkundlichen Signaturenlehre vorgezeichnet, die zunächst rational analysiert werden will. „Denn Signatura ist Scientia, durch die alle verborgenen Dinge gefunden werden. Und ohne die Kunst geschieht nichts Gründliches, es hat alles ein Loch" (II, 89). An ihren Zeichen also wird man die Natur erfahren. „Denn nichts ist ohne ein Zeichen, das ist: Nichts läßt die Natur von sich gehn, daß sie nit bezeichne dasselbig, was in ihr ist" (II, 86). Dieses Inwendige in der Forschung zugänglich zu machen, solche verborgenen Dinge zu erfahren, das allein macht den Grund aus aller unserer „augenscheinlichen Erfahrenheit". „Allein sieh sein Zeichen an, so siehst du es alles, was in ihm ist" (II, 87). Und noch kräftiger im „Labyrinthus medicorum errantium": „Denn Signatum zeigt an das Locum, das Locum zeigt an seine Notdurft, und die Notdurft wird ersättiget durch Inventrix" (IX, 212).

Der Hinweis auf den organhaft verankerten „locus" mit seiner pragmatischen Eingebundenheit in den therapeutischen Eingriff deutet darauf hin, daß mit der Signatur weniger ein naiv aufgebautes statisches Entsprechungssystem gemeint ist als vielmehr ein – sicherlich entscheidendes – Glied in der dynamisch bewegten Kette eines kompletten Indikationsprozesses. Die klassische Methode, nach dem System der Säfte zu purgieren, das sei „gleich als wenn Greta krank läge und man arznei Hans für ihre Gebresten" (VIII, 359). Nicht die „corpora" der Qualitäten gelte es zu bedenken, sondern die Transformation durch die Arcana.

Die Indikation zum ärztlichen Eingriff aber beruht nicht auf „Phantasei" oder „Geratewohl", sondern auf „Wissentheit" in „Erfahrenheit". Diagnostik wäre hierbei kein einmaliger gnostischer Akt, sondern eher die Prozedur des Durchschauens im Zuge einer Differentialdiagnostizierung. Nur so holt der Arzt seine „practica" aus jener „theorica", wie sie ihm vorgibt die „physica".

Signatura verweist auf das Arcanum

Aus der inneren Form der Arcana geht nach PARACELSUS die Form der leibhaftigen Gestalt aller Dinge hervor. „Eine Lilie muß in eine Lilie geschmiedet werden, sonst ist ihr Arcanum nicht da." Und so will auch aus den äußeren Zeichen
die Kraft eines jeden erkannt werden. „Die Natur zeichnet ein jegliches Gewächs, das von ihr ausgeht, zu dem, dazu es gut ist." An dem Zeichen kann man
erkennen, was für eine Tugend in dem Gezeichneten ist. Aus den Signaturen
erst wird man „der Natur Heimlichkeit" erfahren.

    „Signatura" als eine durchgehende differentialdiagnostische Deutungslehre
zeigt die „heimlichste Heimlichkeit" der Dinge, greift ihnen in ihr Herz und läßt
sie ans Licht treten. „Denn nichts ist so heimlich im Menschen, das sich nicht
groß offenbart mit auswendigen Zeichen. Was der Mensch geheimnisvoll und
verborgen in sich hat, das zeigt die Natur auswendig an" (De religione perpetua;
II. Abt. I. Bd., 101/02).

    Die Natur als solche aber liefert uns ein omnivalentes Bedeutungssystem.
„Denn nichts ist ohne ein Zeichen, das ist: Nichts läßt die Natur von sich gehn,
das sie nicht bezeichnet als dasselbig, was in ihr ist" (II, 86). Solcherart „signatur"
ist leider heute aus dem Brauch gekommen; „. . . allein sieh' sein Zeichen an, so
siehst du es alles, was in ihm ist" (II, 87).

    „Wir Menschen auf Erden erfahren alles das, was in den Bergen liegt durch
die äußeren Zeichen . . ., ebenso die Eigenschaften der Kräuter und Steine. Und
nichts ist in der Tiefe des Meers, in der Höhe des Firmaments: der Mensch
vermag es zu erkennen"! Jede Frucht hat ihr Zeichen, so auch der Mensch" (XII,
176). Mit den „Augen des Feuers" (IX, 44) muß der Arzt den Sinn der Natur
gleichsam durchdringen, um sie offenbar zu machen in den Früchten, in leibhaftigen Werken. „Also kommt der Grund in unser Wissen und unsere Erkenntnis,
weil alle Dinge einen Samen haben und im Samen alle Dinge beschlossen sind.
Und die Natur ist der Fabrikator in die Figur, so gibt sie die Form, die das Wesen
an sich selbst ist, und die Form zeiget das Wesen an" (XII, 177).

    Man könnte die Signaturen-Lehre des PARACELSUS eingliedern in ein höheres
Bezugssystem, in das, was die alten Naturphilosophen und späteren Paracelsisten als „Physiognomik" bezeichnet haben.

    Ohne eine solche Physiognomie erreicht man das Innere der Dinge nicht,
und damit auch nicht ihr Wesen. „Das ist so, daß ihr zwar etwas wisset und doch
nichts, das ist den rechten Grund nicht. Das ist ebenso wie bei den Frauen! Ihr
seht zwar, das sie hergerichtet ist wie eine Frau, ihr wisset aber ihr Herz nicht,
wen sie treulich im Herzen meint. Dasselbig ist der Grund. Wenn du sie sonst
gibst, da ist Zank und Hader. Also mit der Arznei auch, so du sie dermaßen fügst
und gibst" (I, 368).

    Jede Krankheit hat demnach ihre Physiognomie: ihre Farbe und ihre Form
(formella, id est: formam morbi . . . secundum physionomiam) (I, 322). „Das sind
die Lehren: daß du die Zeichen sollst nennen lernen." Das allein gibt die wahre
Profession: „aus was für einem Grund ihr die Theorik führen sollt, beider im
Ursprung der Krankheiten und im Ursprung der Arznei" (I, 323). Form und
Farbe sind ja nichts als ein Werk des Meisters, der sie eben so gemacht hat, daß
man sie erkenne: „Das ist die Erkenntnis, die der Arzt wissen soll" (I, 323).

Zur Physiognomik zählt weiterhin die Handkunst (Chiromantia), die ebenso eine „Zeigerin der Dinge" genannt wird. Nun sind solche Zeichen zu subtil, als daß man sie aus sich selbst ergründen könnte; sie geben nur Hinweise auf die Natur des ganzen Corpus: „das ist des Arztes Subjekt"! „Und so hat ein jegliches Ding, das da lebet, sein Zeichen, das ihr gewöhnlich ‚chiromantica signa' nennt" (I, 324). Sinn all dieser Zeichenhaftigkeit aber ist: „auf daß der Mensch finde und sehe dasjenige, was ihm gebricht, und das er doch haben muß und soll" (I, 325).

PARACELSUS nennt diese Zeichenkunst gelegentlich auch die Kunst der Magie. „Magia" lehrt die Zeichen erkennen! „Weißt du das, so schweig' still dazu und sag keinem Spötter was davon. Weißt du's aber nicht, so lerne es wissen und frag ihm nach und schäme dich nicht, zu fragen" (XIII, 377). Und noch einmal: „Darum lerne, lerne, frag', frag' und schäme dich nicht"!

Für PARACELSUS ist die „signatura" offensichtlich kein spezifischer Anwendungsbereich, im Sinne etwa der „Ähnlichkeitstheorie" SAMUEL HAHNEMANNS, sondern ein Indikations-Gang, und dies ganz und gar im Sinne eines rationalen Entscheidungsprozesses. Diagnostik wird hier nie um ihrer selbst getrieben. Das zeigt sehr schön ein Passus aus der „Großen Wundarznei", wo wir lesen: „Der Arzt soll die Kraft und die Natur der Krankheit im Ursprung suchen und nit in dem, das von der Krankheit kommt, denn den Rauch von Feuer sollen wir nit löschen, sondern allein das Feuer. Wollen wir, daß die Erde kein gut Gras gebe, so muß sie zerstört werden, und nit das Gras ausgerauft. Also soll der Arzt zurück in den Ursprung der Krankheit denken und nit in das, das die Augen sehen; diese Dinge sind Anzeigung, aber nit der Ursprung, wie ein Rauch ein Feuer anzeigt, ist aber das Feuer nit" (X, 274). „Also wisset, daß alle Dinge in dem ersten Anfang müssen vom Arzt betrachtet werden: wie alle Dinge von einem in das andere gehen." Und so muß man auch die Krankheiten in ihrer körperlichen Verfassung spezifiziert haben, muß alle Anatomie kennen und allen Verlauf und hernach erst die Arznei. „Sonst ist die Kunst nichts als eine dürre verrochene Zimmetrinde, die einem im Maul zergehet wie ein Filzhut" (IX, 218).

Das gilt insbesondere natürlich für die Diagnostik: „Denn ein Arzt muß am ersten erkennen die Krankheit, nachfolgend so weiß er dieselbige zu behandeln. Erkennen die Krankheit ist das Ende, nicht der Anfang; am Ausgang liegt die Kunst, nicht am Eingang. Der Eingang ist blind, der Ausgang ist scheinbar; da liegt die Erkenntnis ... Denn soll der Mensch die Werke Gottes vor sich nehmen und sie gebrauchen, so ist not, daß ihm die unverborgen seien und daß sie ihm wohlbekannt stehen in ihrem Grund, denn sonst wird ers mißbrauchen" (III, 31). Hier muß der Arzt große Erfahrung an den Tag legen und nicht allein lernen, was im Buch steht; vielmehr sollen die Kranken sein Buch sein (XI, 85).

Ein kasuistisches Exempel vermag diesen Sachverhalt zu verdeutlichen, ein Text, wo „vom Schlag, auf Latein gutta" (I, 84), die Rede ist: „Darum so wisset, wie der Strahl schlägt und zerbricht doch nichts. Das heißt: Er schlägt in einen Trog, der verschlossen ist, er schmelzt das Eisen zusammen und verletzt doch den Leib nicht; er bricht die Schwerter und doch die Scheiden nicht und tut der wunderlichen Dinge viel, und nimmt auch die Schuhe von den Füßen, ohne einem andern Teil zu schaden. Nun ist der Schlag auch also. Er schmelzt in einen Haufen zusammen das Hirn, in einen Klotz, oder das Herz oder die Lungen, als wär ein Wachs zusammen gegossen, und schadet den anderen Teilen des Leibes nichts. Er schlägt vom Haupte herab in die äußeren Glieder, in Hände und Füße, und verbrennt oder dörret aus, was in der Haut ist, und der Haut tut er nichts. Er nimmt der Zunge ihre Rede, indem er sie mit seinem Dunst verbrennt, das nämlich, was die Rede ist, und verletzt die Zunge nicht. Das sind wunderbare Dinge der Natur" (I, 84).

Um das zu verstehen, muß der Arzt im Licht der Natur stehen; denn hier sind nur noch Philosophie, Astronomie und Physica „die rechte medicina an dem ort". In allem aber ist des Menschen Himmel so in seiner Hand, „daß der Mensch ihn mag ausstrecken und kürzen, und das darum, weil der Mensch der Zerbrüchlichkeit unterworfen ist. Daraus wird ihm sein lang oder kurz Leben, gesundes oder ungesundes" (I, 90).

PARACELSUS nennt den einen „lahmen Erkenner", der nur so dahin glaubt, ohne ganz konkret ins Licht der Natur zu philosophieren. „Der ist reich, der ihn erkennt aus seinen Werken und glaubet aus denen in ihn, nicht als ein Blinder in ein Farben. Denn Gott will, daß man ihn wohl erkenne und nicht trunken und nicht wenig" (XIII, 248).

2. Das Wesen vom Erkranken und Gesunden

Mit dem „Ens spirituale" als einer weiteren wesentlichen Kategorie des Pathologischen sehen wir uns nunmehr in der Lage, näher auf eine Kasuistik der Erkrankung wie Genesung einzugehen, auf das wirkliche Krankheitsgeschehen. Diese Krankengeschichte läßt sich immer nur an einem konkreten Fall erheben, an einem einzelnen Kranken, an einem Subjekt.

Wir dürfen das „subjectum" als einen Zentralbegriff der Paracelsischen Pathologie herausstellen, müssen zugleich aber auch seinen Partner hereinnehmen, das „objectum", was hier übersetzt wird mit „Gegenwurf". Als Mikrokosmos ist der Mensch wesentlich den Realbedingungen der Welt „unterworfen", er ist „der patient", „der da leidet" und „der es muß gedulden" (I, 26). Er hat von Natur aus seinen „Mangel" und seine Gebresten, ist hinfällig und „zum Umfallen geboren". Als ein Mangelwesen ist er „gebrechlicher denn Gold und Silber, die selbst im Feuer ihr Wesen behaupten". Und der Mensch weiß das alles, ist sich seiner Notdurft bewußt und leidet selbst daran noch.

Man hat immer wieder versucht, die Pathologie des PARACELSUS zu einer ontologischen Krankheitslehre zu hypostasieren. Demgegenüber zeigen die Texte überzeugend, daß PARACELSUS weder aus der humoralpathologischen noch aus einer solidarpathologischen Tradition heraus denkt, daß er das Kranksein weder auf einen subjektiven Zustand reduziert noch zu einer objektivierbaren Nosologie generalisiert. Vielmehr will Kranksein zunächst ganz konkret lokalisiert und morphologisch datiert werden. „Die Anatomie gibt einem jeden Menschen seine besondere Krankheit" (VI, 336). „Eine jede Krankheit hat ihren Ort (locus), in dem sie sitzt und wohnet, und je nachdem dieser Ort ist, nach dem ist das Urteil der Krankheit" (I, 133).

Die innere Anatomie des Individuums ist dabei nichts anderes als das „subjectum" der äußeren Anatomie, der großen Welt. Im Subjekt kann daher die

Krankheit nicht gesucht werden, sie liegt vielmehr in dem, „was das Subjekt zu bewältigen hat", im Verhalten des Leibes zur Welt nämlich. Was wären das auch für Ärzte, die das Subjekt mit dem Morbus gleichsetzen würden, um zu behaupten, das Subjekt sei als solches schon Ursache seiner Krankheiten! „Ocha, soll's Subjekt sich etwa selber kränken und alterieren?" (VII, 434/35).

Genau so unmöglich wäre es aber auch, daß alle Menschen an den gleichen objektivierbaren Krankheiten zu leiden hätten; jeder erlebt und verarbeitet vielmehr sein Kranksein auf je spezifische Weise. Um diese morphologische Verfassung in ihrer Gesetzlichkeit nun auch zu belegen, bringt Paracelsus das Paradigma seiner drei Prinzipien, in denen Gesundheit und Krankheit jeweils ganz oder halb oder gemindert erscheinen.

Mit diesen Prinzipien hat man gewissermaßen die „Samen" der potentiellen Krankheitsformen bereits im Griff: „Nun liegen im Leib alle Gesundheit, alle Krankheit mit ihrem Samen. Derselbe wächst, fällt ab, wächst wieder...". Im Menschen liegen der „potentia" nach alle Krankheiten; es kommt auf die Konstellation und die Disposition an, wenn ein Leiden manifest wird. „Wir müssen aller Krankheiten Samen tragen, nicht deshalb, damit wir den Krankheiten unterworfen seien, sondern damit wir unseren Leib ganz haben."

Aus der Theorie vom „Samen" der Krankheit ergibt sich einwandfrei, daß die Gesetze, unter denen Gesundheit oder Krankheit sich zu bilden vermögen, dieselben sind, ein beinahe moderner Gedankengang, wobei wir unter dem „inneren Samen" die Disposition, unter einem „äußeren Samen" toxische oder psychische Störungen verstehen würden. Weiterhin kann der Same bereits seiner Natur nach korrumpiert sein und gibt dann über die Vererbungsvorgänge wieder „ein anderes Geschlecht der Krankheit" (XI, 215).

Das Manifestwerden einer Krankheit nun gleicht der Geburt des Mondes. Sein „Regimen" wechselt und seine „Konjunktion". Aus diesem Wechseln ergibt sich für den Arzt die Schwierigkeit, die „Konkordanz Mikrokosmi" jedesmal recht zu erkennen (VII, 286). Damit ist ein wesentlicher Schritt zur Pathogenese getan, die in ihrer Chronizität wiederum aus dem „Astrum" erklärt wird. „Aus dem folgt nun, daß im Menschen alle Krankheiten liegen wie im Himmel alle Sterne. Denn wenn sie in ihrem eigenen Komplex blieben, so wäre keine Krankheit im Leib." Ändert sich aber ihre Konstellation, wird auch das Regimen anders, dessen Folge das Krankwerden ist. Zu behandeln wäre demnach das Regimen und nicht die Komplexion! Mit dem Wachsen von Krankheit wächst aber auch die Gesundheit: beide zusammen wollen ja in einem Leibe reifen (VII, 287).

Das Bild vom wachsenden Mond dient lediglich als ein Indikator für den kosmisch gesteuerten biozyklischen Rhythmus: „So müssen auch die irdischen Dinge also auf- und abgehen wie der Mond: der ist hübsch, aber er muß wieder jung werden, so er am besten ist, wie der Mensch vermeinet ... Darum hat Gott allen Dingen seinen Lauf gegeben" (XI, 268).

Wie Krankheiten konkret entstehen, das soll nunmehr an einigen Beispielen herausgestellt und kasuistisch unterbaut werden. Aus der Luft etwa trifft eine Fäulung das verletzte Glied, so daß die Luft nun an diesem Ort angreift, vergiftet und eine Entzündung hervorruft. Das entzündete Glied beginnt zu schwären und verfällt einer Ulzeration. Wird diese nicht eröffnet, so korrumpiert sie den gesamten Organismus, kann schließlich das Herz treffen und ist dann tödlich (X, 344).

Jede einzelne Erfahrung regt PARACELSUS zu einer universellen Deutung an, die sich auch im pathogenetischen Bereich kosmisch zu orientieren versucht. „Weiß der Arzt nicht, was den Rost auf dem Eisen macht, so weiß er auch nicht, was Geschwüre am Leibe macht; weiß er nicht, was die Erdbeben macht, so weiß er auch nicht, was den Schüttelfrost im kalten Fieber macht."

Ein anderes Beispiel: Man muß des Regens Ursprung kennen, um etwas vom Herkommen der Bauchflüsse zu wissen. Und wer weiß, wie Hagel und Blitz entstehen, der weiß auch, wie im Harn der Grieß und der Stein wachsen. Wer die „neuen Läufe der Zeit" von Tag zu Tag, von Stund zu Stunde verfolgt, der weiß auch, was die Fieber sind „und wie viel und was sie sind". Wer da weiß, was Venus führt, der kennt auch der Frauen Anliegen und weiß um ihr Gesundsein und Krankwerden (VIII, 176).

Eine besonders bildhafte Erklärung der vielschichtigen pathogenetischen Faktoren gibt PARACELSUS am Beispiel der venerischen Erkrankungen, die damals zu den neuen, den „unerhörten" Krankheiten zählten und als ein „neu Gewölk" betrachtet wurden. Jede neue Krankheit ist ihm ein Muster dafür, daß man nicht nur den leiblichen Lauf der Natur kennen soll, sondern auch den Lauf des Himmels und seiner zeitlichen Fügung. „So nun der Arzt des Himmels Inwurf nicht erkennt, so wird er gezwungen, verworren in seiner Praktik umzugehen" (VII, 189).

Alle diese Gesetzlichkeiten lassen sich nun bei der Syphilis besonders schön eruieren. Der Art der Ansteckung nach hat man der neuen Krankheit den Namen „Venus" gegeben. Ihr Einfluß entsteht durch Einbildung (imaginatio), durch Begehren (cupido) sowie durch den Akt selber (actio). So treibt Venus die Krankheit dem Leibe zu! „Denn Venus ist dieser Krankheit eine Mutter. Darum wisset, daß diese Krankheit und venerischer Einfluß keinen Menschen befleckt, der nicht einwilligt, das heißt, in die „actio" sich mit voller Imaginierung und mit allen Begierlichkeiten einläßt" (VII, 190).

Nun aber ist die Seuche ausgebrochen, und sie ist eine bleibende geworden! Venus hat nämlich zwei Töchter hinter sich gelassen, die nun auf Erden herrschen: im Geblüt und durch Befleckung. Durch das vergiftete Blut wird das Kind die Krankheit erben und bereits damit geboren werden. Die Befleckung geschieht durch äußerliche Berührung, wodurch sie ein „leiblich Feuer" wird. „Darum was ins Erbe gegangen ist, das behalten wir bis ins Absterben derer, die geerbt haben. Und wie der Aussatz, also sollen sie geschieden werden und den Leuten verboten" (VII, 191).

Die pathogenetischen Abläufe nach der Ansteckung beim Geschlechtsverkehr sind PARACELSUS durchaus klar, auch wenn er dafür seine zeitgenössischen Bilder heranholt. „Also dermaßen kocht die Venus in coitu das Sperma und überhitziget dasselbe, also daß die Krankheiten, so darin liegen, am selbigen Ort in solcher Weise versotten werden und verbrühet. Diese Verbrühung und venerische Siedung ist die eine Ursach" (VII, 213). Als andere Ursache wird das Phänomen der Zeit herangeführt; dieses allein bringt die „maturatio" einer Krankheit zustande.

Was aber im Himmel als „Venus" wirkt, das wird als „luxus" in den irdischen Acker gesät. „Denn die oberen Gestirne wirken nichts allein, sie hätten denn den Acker im Menschen." Also ist der Luxus der Ackermann, und Sperma ist der

Acker, darin nun die venerischen Krankheiten ihre Wirkung ausüben. Da aber diese Krankheit kein eigen Corpus hat, sondern nur verwandelt wird ins Venerische, erklären sich auch die vielfältigen Symptome einer solchen Geschlechtskrankheit (VII, 195).

So vielfältig äußern sich auch die pathogenetischen Stadien bei der Pest: „In dreierlei Weg bricht sie aus: Zum ersten wird es wie ein Knöpfel, das unter der Haut liegt, wie ein kleines Drüsle hin und her sich bewegen läßt. Zum andern, daß es sich aufwirft wie eine Beule beständig an einem Ort; aus Kraft der Arznei oder eigner Natur sammelt sich da die ganze Pestilenz in ein Zentrum. Zum dritten macht sie sich zeitig und bricht aus“ (IX, 551). Erklärt wird damit aber auch, warum solche Krankheiten so lange im Leibe verborgen liegen, ehe sie ausbrechen. Gerade das aber stünde einem Arzte wohl an, solche verborgenen Strukturen und Prozesse zu erkennen. „So du nun dieses Corpus erkennest, weißt du die Wurzeln der Krankheit; alsdann kannst du dieselbige heilen, und so heilst du auch aus demselbigen Grund dieselben Franzosen“ (VII, 200).

Der Heilungsprozeß ist bei einer solchen Krankheit nicht einfach. „Mein Fürnehmen ist, die Natur dahin zu bringen, daß ihr die Nahrung wieder angenehm werde.“ Hierzu aber muß sie sich nach dem Himmel richten und zu einer „neuen Geburt“ kommen. Heilung bestünde darin, daß die Natur durch ihren Himmel befähigt werde, das anzunehmen, was ihr die Erde gibt. So allein kann sie wieder ganz und heil werden. Ohne Kenntnis des Himmels bliebe alles ein bloßes Experimentieren. Das, was der Mensch zerbrochen hat, das macht nun der Himmel wieder ganz. Die irdische Arznei ist dabei nur ein Tau und ein „Regen der Natur“ (VII, 173).

Freilich gibt es auch Formen der Syphilis, die vom Leibe nimmermehr weichen. Hier hat der Arzt zu respektieren, daß man wider die Natur nicht streiten kann. „Darum ein jeglicher betrachten soll, daß ein Arzt allein der Natur Diener ist und nit ihr Herr.“ Die Heilkunst hat sich letztlich dem Willen der Natur zu beugen. Ein hartes Schicksal: für Patient wie Arzt! Betrachtet man nämlich all diese uns zufallenden tödlichen Krankheiten bei der Syphilis, so möchte man glauben, „unter tausenden würde nit einer Arzt; sie blieben eher Mönche und Krämer, Schulmeister und Holzhauer, ehe daß sie sich ergäben in solch erschreckliche Händel“ (VII, 150). Es ist daher auch kein Wunder, daß Krankheiten dieser Art von den Alten gar nicht beschrieben, geschweige geheilt wurden. Wie eine Krankheit nach der andern kommt, so wird auch ein Arzt nach dem anderen geboren, und der letzte ist eben mehr erfahren denn der erste. Krankheiten sind folglich keine festen Geschöpfe, sondern eher „ein selbst Einfallen natürlichen Zerbrechens“ und auch damit eine Art von Gegenwurf. Also ist auch die Arznei in einen fremden Weg zu richten (VII, 235).

Gerade das aber haben „die polyphemischen Ärzte der Hohen Schulen“ noch nicht so richtig begriffen, daß die Kuh der Krippe nachgehen muß und nicht die Krippe der Kuh. Die Krankheit wird es sein, welche die Arznei zwingt, ihren Weg zu gehen. Insofern ist jede Krankheit auch ihr eigener Arzt. „Ihr seid mit dieser Arznei nicht mehr als ein Fechtmeister mit seinem Schwert. Denn die Arznei ist nit mehr als eine Waffe.“ Der Natur sollen daher die Waffen an die Hand gegeben werden, nicht dem eigensinnigen Kopfe des Arztes. Die Natur ist der Arzt. „Darum so muß er die Natur hierin befragen, ganz gleich, ob sein Kopf ihr gefalle oder nit" (VII, 239).

PARACELSUS hat ein Leben lang und gerade hier am Beispiel nur zu bitter erfahren, daß die Therapie der Ärzte leider meist ihrem eigenen Kopf nachgegangen ist. „So aber seid ihr gleich den Metzgern und Zimmerleuten, die hauen mit ihren Waffen, und es ist ihnen nützlich; euch ist es aber unnützlich. Denn ihr sollt die Krankheit lassen hauen mit ihren Waffen und nit mit euren Waffen." Wären es die rechten Waffen der Arznei, „so würde die Krankheit selbst hauen, und du würdest nicht inne, wie der Streich geschehe" (VII, 241).

Die syphilitischen Erkrankungen, die „neuen Krankheiten" seiner Epoche, dienen PARACELSUS somit als ein besonders hervorstechendes Beispiel für den so dramatisch bewegten Panoramawandel der Krankheiten. Alte Leiden verblassen und sterben aus, neue kommen zur Blüte und Virulenz. Ändert sich aber die Krankheit, so will sie auch einen neuen Arzt, zumal der neuen Krankheiten Ausgang noch nicht abzusehen ist. Bei solchen Leiden wird man mit der alten Leier wenig ausrichten. Was die Not gebracht hat, wird uns schwerlich wieder heraushelfen. Denn: „Die Arznei ist gerichtet an die Welt gleich einem Schiff auf dem Meer, das keine bleibende Statt hat, sondern durch den Schiffmann geführt wird nach dem, was ihm begegnet, nit nach dem gestrigen Wind, sondern nach dem heutigen" (VII, 148).

3. „Ens spirituale" im „Licht der Natur"

Unter dem „Ens spirituale" begreift PARACELSUS nicht nur die pathogenetischen Kategorien, sondern auch die Prinzipien der Restitution, und somit wesentliche Momente einer „Theoretischen Pathologie", wobei naturgemäß jene Phänomene in den Vordergrund treten, die wir heute unter „Theoretische Psychopathologie" subsumieren.

PARACELSUS geht sehr konkret auf jene seelischen Störungen ein, die wir heute Geisteskrankheiten oder auch Neurosen nennen würden, ohne dabei seinen Leitfaden des Leibes zu verlieren. Er will sich auf keine noch so ehrwürdige Autorität berufen, sondern seinen Beweis allein aus dem „Licht des Menschen" antreten. Das anthropologische Kriterium bleibt auch für die Grenzgebiete der Krankheiten maßgebend. Wer sich nicht daran hält, geht in die Irre. Die Zeit muß reif sein, ehe jedes Ding ans Licht kommt. „Viele haben gemeint und gewähnt, sie hätten den Weizen der Philosophie geschnitten: es war aber ein taubes Korn, nur Hülse ohne Kern, leere Spreu und kein Mehl darin."

Im Licht der Natur müssen wir immer weiter suchen und sollen „nit ersaufen im Werk". Wer suchet und klopfet an, der findet! (IX, 255). „Und laß dich das nit betrüben, daß die Dinge nit alle an der Sonne liegen, sondern betrachte, wie geheimnisvoll Gott außerhalb der Sonne ist" (IX, 257). Das Unsichtige ist daher gleich zu achten wie das Sichtbare. Diese Dinge alle aber, sie sind „der Natur Arbeit" (IX, 259).

Aus der inneren Kraft der natürlichen Dinge heraus erfahren wir die „große verborgene Tugend, die in den Dingen der Natur liegt", und auch hier wieder dargelegt an einem ganz elementaren Beispiel: „Wenn einer im Winter einen

Baum sieht, erkennt er ihn nicht und weiß nicht, was in ihm ist, solange bis der Sommer kommt und eröffnet es nacheinander: jetzt die Sprößlein, jetzt das Geblüh, jetzt die Frucht und was denn in ihm ist. Also liegt nun die Tugend in den Dingen, verborgen den Menschen, und allein es sei denn, daß der Mensch durch den Alchimisten dieselbe innewerde wie durch den Sommer, sonst ist es unmöglich" (VIII, 191). Der Charakter des Samens muß in der Zeit sich entfalten und im Zeitigen zu seiner sichtbaren Gestalt kommen. „Also ist das Licht der Natur, daß man durchaus die Probe sehe und im Lichte wandere. In solchem Licht der Natur sollen wir künden und reden, nicht aus der Phantasie" (IX, 55).

Vor allem in seinen späteren Schriften verwendet PARACELSUS für diesen in allen Dingen verborgenen Reifungsprozeß den Begriff „Archaeus". Er ist der Schmied und der Koch, der Werkmann und der Stubenheizer; er ist das Prinzip der Reifungsprozesse. „Was macht die Birne zeitig, was bringt die Trauben? Nichts als die natürliche Alchimie. Was macht aus Gras Milch? Was macht den Wein aus dürrer Erde? All diese Zeitigung der Früchte ist eine natürliche Kochung. Also was die Natur in sich hat, das kocht sie, und wenn es gekocht ist, dann ist die Natur ganz" (VIII, 59).

Es war die Absicht vor allem der Schrift „Paramirum", den „Leib unseres Mikrokosmos" so ausführlich und umfassend zu behandeln, daß „so weit das Licht der Natur zu begreifen ist, nichts darin ausgelassen oder vergessen" werde (IX, 251). Nun aber soll auch die andere Hälfte des Menschen, gleichsam seine unsichtige Innenseite, beschrieben werden, damit der Mensch als ein Ganzes in der Einbildung des Arztes stehe! „Aus diesem Licht der Natur dringe ich weiter, wo es sich vom Sichtbaren hinein in das Unsichtbare erstreckt und gleich so wunderbarlich im selben ist wie im Sichtbaren. Um aber das Licht der Natur wirklich zu haben, muß auch das Unsichtbare sichtbar werden" (IX, 252).

Um diesen leibhaftigen „status hominis", der allein „die Höhe der Menschen antrifft", noch näher zu charakterisieren, spricht PARACELSUS von der „Ehe zwischen Leib und Seele", die erst das geistige Zusammenspiel unserer Existenz ermöglicht. Ein solches vergeistigtes Leben aber wäre gar nicht denkbar ohne den Leib. „Leib und Geist sind *ein* Ding!" Der Begriff Geist kann gar nichts anderes meinen als die Leibhaftigkeit existentiellen Zusammenseins. Leib und Geist müssen daher beide ganz lebendig gedacht werden: „denn die zwei geben *einen* Menschen" (X, 651). Das Leben und der Geist, sie wirken zwar alle Dinge, „sind aber *ein* Ding und nicht zwei" (XIII, 138). Und noch einmal und gesteigert: „Der Leib, die Seel, der Geist, die machen *einen* Menschen. So die drei beieinander sind, so ist das Leben"!

Krankheit wäre unter diesem Aspekt kein Abweichen von der Norm eines elementaren Gefüges, kein Entgleisen einer temperierten Symmetrie; Krankheit bleibt in die drei Elementarprinzipien eingebunden und damit auch eingeflochten in den Gang der Dinge. Unter dem „Ens spirituale" betrachtet, wird der Mensch nur krank, um sich lebendig zu erhalten. Krankheit ist auch Selbsthilfe der Natur, welche planvoll die „integritas" wiederherstellt. Der Kranke erleidet mehr die Welt als der Gesunde; er ergrünt auch zu besserer Gesundheit und damit zu immer neuer Selbstbestimmung, Selbstbehauptung und Selbststeigerung.

Pathogenese und Rehabilitation stehen innerhalb der Kriterien eines „Ens spirituale" in einem innigen Konnex. „Denn es ist *ein* Wissen, wie der Mensch gesund ist und wie er krank ist oder wird. Wie nämlich eine Krankheit entsteht aus dem Gesunden, also wird man auch von der Krankheit her gesund. Darum soll nit allein im Wissen sein der Krankheiten Ursprung, sondern auch das Wiederbringen der Gesundheit" (IX, 41). Krankes soll sich konvertieren in Gesundes. Denn die Natur macht alle Dinge wachsen und macht so auch den ganzen Leib wieder jung (III, 209). Die so notwendig erscheinende Auseinandersetzung im Heilungsprozeß, sie will nicht mit dem Kranksein als solchem verwechselt werden. Das therapeutische Prinzip entspricht vielmehr lediglich dem pathogenetischen Mechanismus. Dem Prozeß der Fäulung entsprechend wird auch der Duktus der Heilung vor sich gehen, langsam oder kurz, akut oder chronisch. Die Zeit der Heilung hat sich auf die gesamte pathogenetische Phase zu erstrecken; also will es der „spiritus medicinae" (II, 94).

Zentral im „Ens spirituale" steht daher auch die Imagination, die unbedingt mit berücksichtigt werden muß, wenn es um „rationes, theorica, practica und dergleichen" geht. „Der Mensch ist der Imagination unterworfen, und die Imagination - wiewohl unsichtig, ungreiflich -, so wirkt sich doch „corporaliter" auf eine Substanz und durch die Substanz, als sei sie die Substanz" (VII, 329).

Ebenso wie eine starke Begierde zu Imaginationen führen kann, kann auch eine starke Imagination wider allen vernünftigen Grund der Arznei handeln. „Denn kann Imaginatio Krankheit machen, kann Erschrecken Krankheit machen, so kann Freude Gesundheit machen; und so Imaginatio gut und böse sein mag, so mag sie auch ebenso gesund machen wie krank" (VII, 329). Zu den „Risikofaktoren" gehören auch die „Restitutionsfaktoren"! Imagination vermag daher die Natur zu regieren, als sei sie gleichsam ihren Gesetzlichkeiten entwichen. Je stärker aber solche Imaginationen sich in der Welt auswirken, um so schwächer erweist sich die Wirkung des Arztes, wie man bei jeder Massenpsychose erleben kann mit ihren seltsamen, wunderbarlichen Erscheinungen (VII, 330).

Auf den Feldern des „Ens spirituale" begegnen sich Physiologie und Psychologie, Anthropologie und Philosophie auf das vielfältigste und innigste. Unter dem geistigen Aspekt versteht Paracelsus aber auch die so eigentümliche Selbsthilfe der Natur, die in ihrer Weisheit immer wieder die „integritas", die „Gesunde und Gänze", wiederherzustellen sucht. Denn die Natur, die alle Dinge wachsen läßt, macht auch den ganzen Leib wieder jung!

Mit diesem „spiritus" ist am ehesten so etwas wie die scholastische „creatio continua" gemeint, die als produktive Grundkraft auch in der verfallenden Schöpfung noch am Werke ist. Hier wird das „Licht der Natur" zum Meister unserer sinnlichen Ausstattung, zum Meister auch unseres Verstandes (I, 325). Aus dieser Verbindlichkeit im Licht der Natur erwächst jedem Menschen aber auch der Anspruch, Hilfe zu leisten in Not, als Partner beizustehen jedem Bedürftigen. Wissen ist nur eine Form der Handlungsweise; Erkenntnis bleibt eingebunden in das Lebensinteresse. Hier erst erlebt der Mensch den Menschen in seiner Existenz, und hier begegnet er ihm.

Der Mensch ist ja nicht für sich selbst allein da auf dieser Welt, sondern auch für alle anderen. Daher soll der Mensch werden wie ein Baum und auf diese Weise erfüllen die Lehre Christi, der uns sein Gleichnis vom Senfbaum gegeben, dessen Keim so klein war und dessen Äste so gewaltig wurden. In der gleichen Weise soll auch der Arzt wachsen, immer wieder von neuem. Wie aber könnten die Alten noch wachsen? „Sie sind ausgewachsen und verwachsen und im Moder vermöset und verwickelt, sodaß nichts als Knorren und Knebel daraus werden. Darum, wenn der Arzt auf einem Grund stehen soll, so muß er in der Wiege gesät werden wie ein Senfkorn und in derselbigen aufwachsen, genau so wie die Großen bei Gott, wie die Heiligen bei Gott, und müssen also wachsen, daß sie in den Dingen der Arznei zunehmen wie ein Senfbaum, daß sie über alle wachsen. Solches muß mit der Jugend aufstehen und einwachsen" (VIII, 212), um schließlich voll aufzublühen und Frucht zu tragen im „Licht der Natur".

An dieses „Licht der Natur" hat - mitten in der Blüte der Aufklärung - noch der große schwäbische Pietist FRIEDRICH CHRISTOPH OETINGER erinnert, an jene „andere Sonne, bei welcher die Weisen sehen". Er hat den PARACELSUS daher auch einen „Magus" genannt, einen Sternsucher und Wegbereiter. So OETINGER in seinen „Alchemistische Studien und Arbeiten" (1746), wo er auch an des PARACELSUS Prinzip erinnert, daß man als Adept der Natur „sein eigener Herr" sein müsse, „sui juris", um jenen „Grund des Zusammenhanges" zu finden, den GOETHE später „Theorie" nannte, um - so wieder OETINGER - die Türe zu öffnen - „dem absurden Naturalismus der Idealisten entgegen" - zur wahren Physik!

Auch in der großen Tradition einer Naturphilosophie und Lichtmetaphysik sehen wir PARACELSUS an einer Wende stehen: an der Wende zu einer Natur, die auch den Geist subsumiert, an der Wende zu einer Weltoffenheit, die ohne Offenbarung Gottes kaum möglich scheint. Auf dieses Wesensmerkmal aber weist uns die fünfte und letzte Dimension hin, das „Ens Dei".

V. Das absolute Bezugssystem

1. „Vollbringer der Werke Gottes"

Der letzte Bereich, das „Ens Dei", ist deutlich abgesetzt gegen die vier profanen Kategorien; denn hier erfahren wir das Leben und das Leiden unter dem Glanz des Glaubens. Gott selber ist es letztlich, der Gesundheit verleiht, Krankheit zuläßt, Heilmittel schenkt. „Alle Dinge stehen in einer Ordnung, und die Ordnung fließt aus dem Gebot." Das Hauptgebot aber lautet: daß wir in der Not einander Hilfe erweisen. Gibt es – so fragt PARACELSUS – noch eine edlere Kunst, als die Not zu wenden zum Heile? Kann auf Erden etwas noch wichtiger sein als ein gesunder Leib und seine Erhaltung?

Und wie Gott selber der Arzt der großen Welt ist, so soll nun auch der Medicus der Arzt der kleinen Welt werden. Wenn aber der Arzt „der kleinen Welt Gott" ist, wo anders soll er seinen Grund lernen als bei jenem ältesten Arzte? So ist denn der Arzt euer Nächster. Er ist nichts Geringeres als „der Vollbringer der Werke Gottes".

Als Vollbringer der Werke Gottes leistet der Arzt Hilfe in Not. Sein Amt ist – so PARACELSUS – die Not wenden! Der Mensch – zum Umfallen geboren – bedarf in seiner elementaren Not einer fundamentalen Hilfe, die nicht zuletzt in der Heilskunde gesucht wird.

An zahlreichen Stellen seines weitverzweigten und reichverdichteten Werkes hat uns PARACELSUS darauf aufmerksam machen können, daß alle Grundfragen um die ärztlichen Entscheidungen getragen sind vom Bild des Menschen und von seinem Schicksal in dieser Welt. Im Mittelpunkt einer solchen Anthropologie des kranken und sterbenden Menschen steht bei PARACELSUS die Erfahrung, daß der Mensch nun einmal nicht „sein eigener Hirt" sein kann; er bedarf vielmehr eines Helfers. Er ist zwar Krone und Schlüssel der Schöpfung, aber doch auch ein Mensch in der Not, der auf Hilfe angewiesen ist. Aus dieser Situation allein motiviert sich auch alle ärztliche Ethik.

Bevor PARACELSUS seinen Grund zu den Säulen der Arznei gelegt hatte, stand ihm bereits jenes großartige Bild vom wahren und vom falschen Arzte vor Augen, das dem Eingang ins Neue Testament entnommen ist. Dort was es JOHANNES DER TÄUFER, der hingewiesen hat auf den kommenden Christus als ein wahres Lamm. Nun also soll auch der rechte Medicus ein „Lammarzt" sein und sich nicht wie die „Wolfsärzte" verhalten, die mit ihrem Erwürgen und Verderben, mit Erkrümmen und all ihrer Schinderei, mit Diebstahl und Raub die Menschheit nur unsicher machen. „Denn wie ein Lamm und Schaf soll der Arzt sein, der da von Gott ist: Wie ein Wolf aber ist der, der wider Gott seine Heilkunst gebraucht."

Was aber sind die Eigenschaften eines solchen „reißenden Arztes"? Sie arzneien, obwohl sie genau wissen, daß sie nichts können; alles tun sie nur „von wegen des Gelds"! Ihnen ist es völlig gleich, ob die Kranken genesen oder sterben, wenn das Geschäft nur zu eigenem Nutzen ausschlägt. „Und wie ein Schaf in des Wolfs Rachen, also sind auch diese Kranken in des Arztes Hand." Das sind die Leute, die nur ihrer eigenen Hoffahrt dienen, nur Pracht und Pomp erlangen wollen, um ihre Weiber in güldene Ketten zu legen. Wo aber die Ärzte derart die rechte Ordnung umkehren, da werden sie wie Wölfe sein und wollen nichts als ihr Schäflein haben!

Vor aller Behandlung soll demnach das persönliche Verhältnis erprobt sein, um die Beziehung zwischen Arzt und Patient herzustellen. Niemand hat überzeugender als PARACELSUS gerade dieses Verhältnis von Arzt und Krankem herauszustellen vermocht: „So wisset hierauf, daß ein Kranker Tag und Nacht seinem Arzte soll eingebildet sein und ihn täglich vor Augen tragen, und all seinen Sinn und seine Gedanken soll er in des Kranken Gesundheit stellen mit wohlbedachter Handlung." Der Arzt wird die Situation des Leidenden als Ganzes berücksichtigen und nicht nur Vorsorge tragen für das, was augenblicklich fehlt, sondern auch für das, was alles noch passieren könnte. Liegt doch die Kunst allein in dem, „was da zukünftig sein wird, auf daß er den kommenden Dingen zuvorkomme". Aus der Kraft der Natur heraus sollen wir lernen, „dem zukünftigen Übel zuvorzukommen", um „die verletzte Natur wiederum zu erquicken". Zu einer solchen Vorsorge und Fürsorge ist eine nicht abzuschätzende Umsicht und Vorsicht vonnöten, eine Liberalität und Großherzigkeit, die alles humanitäre Ethos übersteigt: „Bist du wirklich ein Arzt, so ist dein Perlein der Kranke, und er ist der Acker, in dem der Schatz liegt. Daraus ist zu folgern, daß ein Arzt verkaufen soll, was er hat, um den Kranken gesund zu machen. Also handelt die Lieb' gegen den Nächsten."

Der Arzt ist im wahrsten Sinne der Nächste des notleidenden Menschen wie Gott wiederum sein Nächster ist: „Soll nun eine solche Kunst in der Arznei nicht groß beachtet werden? Was wäre noch mehr? Was größeres? Was wäre noch nützlicher, oder was geht über den gesunden Leib? Unter den zeitlichen Dingen nichts!"

Das Kategorialgefüge des „Ens Dei" freilich werden wir als Ganzes erst vor Augen haben, wenn nach den naturwissenschaftlichen und philosophischen Schriften nun auch das theologische Schrifttum eine kritische Edition erfahren hat: neben den Bibelauslegungen vor allem die Abendmahlsschriften, Tauf- und Eheschriften, die Marienschriften sowie ein vermischtes ethisches und sozialkritisches Schrifttum.

Dem äußeren Stil nach in katechetischer Redeform vorgetragen, stellen diese Texte eine Art von Meditation dar oder auch Predigtdialoge sozialethischen, kirchenpolitischen und zeitkritischen Inhalts. Das Ganze wird keineswegs in diskursiv wissenschaftlicher Reflexion vorgetragen, trägt vielmehr alle Züge der charakteristischen Paracelsischen Impulsivität, Polemik und Hektik. Damit aber dürfte dieses Schrifttum charakteristisch sein nicht nur für christliche Seitenströmungen des 16. Jahrhunderts, sondern auch für den geistesgeschichtlichen Hintergrund dieser dramatischen Übergangsepoche.

Umso erstaunlicher ist es, daß die Theologica des PARACELSUS bislang kaum in die Optik der Wissenschafts- oder auch Religionsgeschichte gerückt sind.

Zwei Kristallisationszentren dieser vielschichtigen geistigen Welt treten angesichts des Gesamtschrifttums immer deutlicher in unser Bewußtsein: PARACELSUS, der Arzt, der zum letztenmal in der vollen Ausgewogenheit der traditionellen „Theorica" und „Practica" gestanden hat, und PARACELSUS, der Kämpfer wider seine Zeit, wobei der religiöse Reformer mit dem kritischen Heilkünstler ein bislang viel zu wenig beachtetes Bündnis eingeht.

Daß das theologische Wissen des Arztes PARACELSUS nicht bloß rhetorisch zu verstehen ist, daß dahinter ein fundiertes Bibelstudium liegt, das zeigt uns PARACELSUS selber. In seinem Nachlaß fanden sich 1541 nur fünf Bücher: *ein* medizinisches, aber *vier* theologische – eine Handbibel, das Neue Testament, eine Bibelkonkordanz und ein Evangelienkommentar des HIERONYMUS. Benutzt wurden vor allem die „Postillae perpetuae" des NIKOLAUS VON LYRA, eine Summa scholastischer Bibelexegese, bis weit in die Reformationszeit hineinwirkend. Dieses im irdischen Leben beharrliche Trachten nach dem Reiche Gottes meint gerade nicht einen dem Natürlichen entgegenstehenden transzendentalen Bereich, sondern immer und überall leibhaftige Verwirklichung, eine Natur im Reiche göttlicher Offenbarung.

In dieser letzten, von PARACELSUS nur noch angedeuteten Kategorie wollen alle Dinge stehen in einer Ordnung, und die Ordnung fließt aus dem Gebot. Das Grundgebot aber lautet: daß wir einander Hilfe erweisen! Der Mensch als ein naturhaftes Mängelwesen bedarf in seiner elementaren Not fundamentaler Hilfe.

Unter dem „Ens Dei" erfahren wir aber auch, wie der Mensch in seinem gebrechlichen Leibe die Arznei des Allerhöchsten empfängt, damit er in seiner Leiblichkeit teilnehmen könne am „Mahl des Herrn". Denn Gott hat in Christo beschlossen, „den Menschen im Himmel *leiblich* zu haben und nicht wie einen Geist". Aus der Kraft des Glaubens erfahren wir jene „besondere Art der Leiblichkeit", wie sie uns geschenkt wurde im „Mahl des Herrn". Von dieser transzendierenden Leibhaftigkeit her fällt noch ein letztes Mal Licht auf die Gestalt des irdischen Todes. Der Tod des Menschen ist gewißlich „nichts anderes als ein Ende des Tagwerks, eine Hinnehmung der Luft, ein Verschwinden des Balsams und eine Ablöschung des natürlichen Lichts". Der natürliche Mensch geht nach der „großen Seperation" der drei Substanzen wieder zurück „in seiner Mutter Leib", in die „Erde", um „darinnen das irdische natürliche Fleisch zu verlieren", um darin aber auch „am Jüngsten Tag in einem neuen, himmlischen und klarifizierten Fleisch zum anderen Male geboren zu werden, wie Christus zu Nikodemus sagte, da er zu ihm kam bei der Nacht" (XI, 334).

2. Heilskunde und Heilkunst

Die Beziehungen zwischen Heilkunde und Heilskunde – in den archaischen Hochkulturen noch eins – haben eine noch längst nicht erschlossene Überlieferungsgeschichte. PARACELSUS zeigt sich mit beiden Disziplinen vertraut, weiß aber auch deutlich zu differenzieren, wenn er von den *beiden* Ordnungen in *einer* Welt spricht: einer weltlichen und einer geistlichen, die gleichwohl wiederum eins seien, da letztlich der Heilige Geist „der Anzünder des Lichts der Natur" ist.

Dieses „Licht der Natur" aber ist autonom für die Medizin; denn von ihr aus fällt Licht auch auf die übrigen Fakultäten.

Zu dem bemerkenswerten Bündnis von Heilkunde und Heilslehre einige leitende Gesichtspunkte in der Diktion des PARACELSUS: Ein Theologe taugt nicht viel, wenn er der Natur unkundig ist. Leib und Seele hängen unauflöslich zusammen, „und einer muß den Zugang zum anderen eröffnen". Daher kann es nur zwei wirkliche Berufe auf der Welt geben: „Gottes Wort zu künden und den Menschen zu heilen". Diese zwei Berufungen sollen daher „nicht voneinander geschieden werden" (IX, 70). Denn wie Gott der Arzt der großen Welt ist, so ist der Medikus der Arzt der kleinen Welt. Wenn nun der Arzt der kleinen Welt Gott ist, wo soll er anders seinen Grund und sein Ziel lernen als bei dem ältesten Arzt, bei „Christus Medicus". So ist denn der Arzt euer Nächster, und Gott ist sein Nächster. Er ist der „Vollbringer der Werke Gottes", indem er alle Not wendet zum Heil.

Es ist daher kein Zufall, daß auch im theologischen Schrifttum immer wieder der Arzt PARACELSUS durchbricht, seine „Lehr' der Natur", die ihre Theorie aus dem „Licht der Natur" nimmt. Oftmals werden daher auch die Modelle der „physica" in die Theologica hineingenommen: das Regiment, die Arzneney, Grundbilder der kosmologischen und oft auch gnostischen Überlieferung.

Dabei wird nicht verschwiegen, daß auch die Fundamente einer natürlichen Wahrheit aus der höheren Offenbarung kommen; in dieser Hinsicht bleibt die Bibel der Eckstein des Wissens, so wie die Medizin zum Eckstein der gesamten Universität erklärt wird. Zwar ist Christi Weisheit besser als alles Licht der Natur, und demnach auch der Apostel höher als der Medicus, und doch hat gerade Christus gesagt: „Die Kranken bedürfen des Arztes, nicht die Gesunden; weshalb alle Kranken eines Arztes bedürfen, nicht alle jedoch der Apostel".

So gespannt auch PARACELSUS immer das Verhältnis zwischen Theologie und Medizin erscheint, der Grundakkord ist für ihn klar und klangrein: Der Seelsorger hat seinen Grund auf die Offenbarung gesetzt, der Arzt aber auf das Licht der Natur. Und er ist es in erster Linie, der im Konkreten den Eingang des Himmels in uns wissen kann und der dafür sorgen wird, daß sich der Himmel in uns verleibliche. Leibsorge und Seelsorge müssen daher „Worte und Werke ehelich miteinander verbunden" halten, und auch hier wieder der Arzt ganz besonders. Denn mag auch wohl ein Theoretiker der Theologie einmal von Gott reden und die Werke beiseite lassen, so ist dies unmöglich bei einem Arzt, der mit dem Wort in seinem Werk zu bestehen hat, weil „Worte und Werke nur ein Ding" sind.

In diese beiden grundsätzlichen Wege sieht PARACELSUS die Werke Gottes aufgeteilt: „in die Werke der Natur, die der philosophisch gebildete Arzt begreift, und in die Werke Christi, die die Theologie begreift. In diesen beiden sollen wir verzehren die Zeit, die wir auf Erden zu verzehren haben, damit wir in Frieden sterben". In beiden Bereichen ist es der Herr, „der unser unfruchtbares Leben fruchtbar macht" (Ps 112; V, 174).

„Denn der Himmel ist nit darum gegeben, daß er Propheten gebäre aus seinem Angesichte, sondern daß er den Arzt vollkommen mache in seiner Profession. Daher treibe keiner Mißbrauch mit seiner Kunst, sondern lobe Gott in seinen Werken und handle der Wahrheit nach, damit daraus nicht anderer

Ärger geboren werde und andere daraus entspringende Laster vermieden werden" (IX, 391).

Wie im Mittelalter HILDEGARD VON BINGEN das Ethos des Arztes nicht im Sanieren, sondern in der „misericordia" begründet sah, so betont auch PARACELSUS: „Des Arztes Amt ist nichts anderes als Barmherzigkeit auszuteilen den andern". Dies bleibe beim Heilgeschäft das Notwendigste von allem: „zu traktieren die Barmherzigkeit". Wie werden die Armen und Kranken sich freuen, wenn sie in das „Hôtel-Dieu" kommen und von ihnen genommen wird der „dreck und kot" und alles, was sie so „unfrolich" gemacht hat! Darum wird von PARACELSUS geradezu selig gepriesen, wem Gott gab die „Gnade der Armut"; die Armen „werden selig, denn ihnen stat got bei; den reichen der deufel" (Ps 108; V, 119). Denn was den Reichtum liebt, das steht auf einem schlimmen Ast. Vor diesem sozialethischen Anspruch erst versteht man, warum bei PARACELSUS der Arzt – einem Heiligen gleich – mit dem Wort und ganz im Werk sein Amt der Notwende zu bestehen hat. „Dessen Worte Kraft haben, der ist ein Heiliger. So ist auch nur der ein Arzt, dessen Arznei Kraft hat. Also lerne und erfahre, daß Worte und Werke nur *ein* Ding sind; wenn du das nicht verstehst, bist du kein Arzt." Das Licht der Natur aber ist letztlich ein ewiges Licht; denn es kommt aus den Engeln und bleibt in unserem Wesen, darinnen kein Tod ist. „Denn da werden nit absterben die Künste Mechanica und aller Gesang und alle Musik und alle Geometrei und alle Astronomei und alle Philosophei, sondern sie werden nach ihrem Tod im selbigen Ewigen stehen und so vollkommen wie die Engel darin erfahren . . . Darum folgen uns unsere Werke nach, das ist: daß wir werden darin blühen und wachsen wie ein Senfkorn, auf Erden klein sein, aber im Himmel werden unsere Engel in uns wohnen" (I, 319).

Das ist ganz und gar Geist des PARACELSUS! Mit diesem Weltbild wäre es in der Tat möglich gewesen, was die Kirchenväter vergeblich versuchten und was die Reformatoren verdrängt haben, das Paulinische Pneuma und die Platonische Psyche mit dem christlichen Soma in eine glaubhafte Konkordanz zu bringen. Des PARACELSUS ewiger Leib, das ist der Auferstehungsleib, der vom Sakrament genährt wird, um ewig zu leben als „ein Geist, das ist leiblich". Diese durchaus biblischen Spekulationen über den Leib sind bereits im 17. Jahrhundert neuplatonisch verfremdet worden und haben unser Bild von PARACELSUS spiritualistisch verzerrt.

Und doch ist die Philosophie vom Leibe über die Jahrhunderte lebendig geblieben, so sehr sie von der aufkommenden Anatomie und Mechanik der Körper vergessen ward. Und wenn PARACELSUS weiß, daß nichts ist, „das nit sein eigen Corpus hat" und alles „im selbigen Corpus ein Wahrzeichen" (I, 322), dann nimmt er nur die Weisheit der HILDEGARD VON BINGEN wieder auf mit ihrer Formel vom „homo - corpus ubique", überall ist er Leib, außen und innen, oben und unten: „et hoc modo est homo" - das ist das Wesen des Menschen!

3. „Der kleinen Welt Gott"

Wie Gott selber der Arzt der großen Welt ist, so soll nun auch der Medicus der Arzt der kleinen Welt werden. Wenn aber der Arzt „der kleinen Welt Gott" ist, wo anders soll er seinen Grund lernen als bei jenem ältesten Arzt? So ist denn der Arzt euer Nächster.

Erst jetzt versteht man, warum das Wissen um die Schöpfungs- und Heils-geschichte auch im medizinischen Denken eine neue und eigenständige Kate-gorie erforderlich machte, eben das „Ens Dei", das alles Kranksein um die theologisch- eschatologische Dimension zu erweitern sucht. Zu erforschen, warum wir auf Erden sind, „auf solches hat uns Gott die Zeit gesetzt des Lebens und sein Ziel" (II/VII, 153f.). Jetzt ist nicht mehr rein biologisches Leben das Thema, sondern immer nur die „vita beata" als seliges Leben in christlicher Wandlung.

Während PARACELSUS die Krankheiten bisher innerhalb der natürlichen Kategorien gesucht und beschrieben hatte, befaßt er sich unter einem letzten Aspekt – deutlich abgesetzt gegen die profane Denk- und Redeweise – mit dem Leben und Leiden im Bereiche des Glaubens. Gott allein ist es hier, der Gesund-heit verleiht, Krankheit zuläßt und Heilmittel schenkt.

„Denn ihr alle sollt wissen, daß Gott in den Krankheiten gleich so groß gelobt und gepriesen will werden in meisterlichen seltsamen Werken als wie in den Blumen des Felds, obschon dies dem Menschen widerwärtig ist. Schaut aber an: Alle Vögel hat er geschaffen, das ist ihm ein Lob, auch die Würmer, Spinnen, Basilisken, sie sind ihm gleicherweise ein Lob wie die Nachtigall, der Pfau oder vielerlei gute Gewächse wie Gold und Perlen, gleich wie auch viel Gift, ob Arse-nik oder Merkur –: es ist alles sein Lob. Also ist ihm ein Lob, daß er uns die Gesundheit gegeben hat, also auch gleichermaßen ein Lob ist die Krankheit; es braucht gleiche Meisterschaft zu schmieden die Blumen als zu schmieden die Krankheit: es ist *eine* Ordnung und *ein* Wesen" (I, 327). „Zu beiden Seiten ist eine Meisterschaft: im Zerbrechen und im Ganzmachen. Denn der Winter ist so löblich in seinem Werk wie der Sommer: beide verdienen gleiches Lob und in der Verwunderung göttlicher Werke gleiche Erkenntnis" (I, 327). „Dieweil uns Gott als ein gütiger Vater, von dem Krankheit und Gesundheit kommen, seine Milde durch die Arznei beweist und in seinen Schriften uns vorhält, daß der Arzt durch ihn geschaffen, die Arznei von der Erde sei und solches lehrt der weise Mann, dieweil auch die Kranken eines Arztes bedürfen, gebührt es mir als einem Doktor, billig, solches vorzutragen" (IX, 547).

„Wer also den Engeln folgt, der folgt seinem Vater; wer von den Geistern lernt, der lernt von seinem Vater; wer das Vieh erkennet, der kennet sich selbst. Wer die Elemente verstehet, der weiß, wie der Mikrokosmus geschaffen ist. Denn also geht je eins aus dem andern" (I, 357). Darum muß der Arzt die animalische Welt auch kennen. „Weiß er nicht von den Tieren, was will er vom Menschen wissen? In den Tieren sind die Spezies, im Menschen die Universalia . . ." (I, 358).

Aus dem Beispiel vom Arzt als dem Gott der kleinen Welt folgt, „daß wir die Welt bereiten sollen". Und wie Gott die Zerbrechlichkeiten der Dinge in der großen Welt arzneit, also hat Gott „dem Arzt zu wenden befohlen". Darum hat der Arzt zu wenden, was anstößig ist. Dem Arzt ist der Körper ungereinigt vorgelegt, auf daß er ihn nunmehr reinige, „aus welcher Reinigung der Mensch unzerbrüchlich wie Gold wird, ohne welche Reinigung aber nichts bei solchen Menschen ist denn die tägliche Zerbrechung. Diese Reinigung ist ein Werk wie das Feuer" (VII, 273).

Zusammenfassung

Soweit zu diesem uns immer noch merkwürdigen Schema der Lehre von den „fünf Entien"! Man könnte sie am ehesten die fundamentalen Seinskategorien einer Umwelt und unserer Anlage nennen, die von einer kosmischen wie spirituellen Konstellation gehalten sind und im ganzen getragen werden von einer tief religiösen Verbundenheit alles kreatürlich Geschaffenen.

Die Großartigkeit dieses kategorialen Systems wäre freilich nicht erfaßt und gewürdigt, würde man nicht wenigstens den Versuch einer Integration dieser fünf Seinskreise unternehmen, die PARACELSUS auch „die fünf Fürsten" genannt hat. In einer „Conclusio" zu seiner Entienlehre betont er noch einmal die fünf in sich so verschiedenen Aspekte, welche die Gewalt haben, „alle Krankheit zu gebären", um sich dann den praktischen Folgerungen aus dieser Theorie zuzuwenden.

Mit seiner Entienlehre glaubte PARACELSUS einen in sich völlig evidenten theoretischen Zugang zur Wirklichkeit des gesunden und kranken Menschen gefunden zu haben, der nun in der Praxis seine Früchte zeitigen sollte. Dieses in sich so grandios geschlossene System ist von der modernen Wissenschaftsgeschichte nur in Ansätzen wahrgenommen und in seiner Tragweite keineswegs gewürdigt worden. Die Paracelsische Heilkunde basiert auf einer umfassenden Naturphilosophie, die noch alle Phänomene der Geschichte wie der Gesellschaft umfaßt. Daraus resultiert nun in keiner Weise - wie im 19. Jahrhundert - eine allgemein verbindliche Einheitswissenschaft mit ihrem methodischen Dogmatismus, zu dem in der Folge die psychosozialen Aspekte nur als kompensatorisches Prinzip oder als Korrektiv treten konnten.

Diesem einseitigen, axiomatisch reduzierten, einem solchen monokularen Denken gegenüber - das heute, in der Krise zwischen Ökonomie und Ökologie, auf der ganzen Linie wiederum erschüttert wird -, diesem System gegenüber entwirft PARACELSUS eine großangelegte Kategorientafel des ärztlichen Denkens und Handelns und damit einen Leitfaden, der allein herauszuführen vermag aus dem Labyrinthus, darinnen der Minotaurus hockt, der „monoculus" mit seinem einäugigen Blick und seinem methodischen Terror.

Die Lehre von den Entien ist durchstrahlt von einem Licht der Natur, das jedem dieser fünf Daseinsbereiche seinen spezifischen Akzent beläßt. In diesem Licht wächst die Natur rein aus sich selbst, und nirgendwo erscheint sie - wie dies in zahlreichen neuplatonischen Systemen der Zeitgenossen der Fall ist - emanativ sich entfaltend aus dem Ureinen. Ebensowenig aber wäre hier auch eine Natur voll übernatürlicher Kraft zu denken: Sie ist „selbst das Magnale" (II, 25), sie ist als solche schon voll „wunderbarlicher Magnalia", voll von den „Wunderwerken Gottes".

Wir haben im Zeitalter eines fortschreitenden Wissenschaftswahns erfahren müssen, wie sehr ohne das Bewußtsein von den Grenzen und ihren Kriterien auch jede Heil-Wissenschaft zu einem unheilvollen Unternehmen werden kann. Zu sehr ist der Mensch von Natur aus ein Phantast (VII, 370). Aus der eigenen Position heraus und ohne ein hermeneutisches Vorverständnis läßt sich ein Wissen nicht begründen. Der Arzt soll daher besonders sorgfältig und behutsam allein von dem ausgehen, „was die Augen sehen und was die Finger tasten"

(XI, 24). Nicht aus phantastischen Köpfen, sondern aus dem Licht der Natur muß die „rechtschaffene Theorie" kommen. Ohne dieses Zeugnis kann kein Arzt der Krankheiten Grund finden; der Arzt muß daher durch „der Natur Examen". Das theoretische Wissen im Licht der Natur wird daher auch die „Mutter der Experienz" genannt; es führt die Hand des Arztes bei dem immer bedenklichen Eingriff; es bildet jene Propädeutik, die als praktische Anthropologie fruchtbar und sinnvoll erst wird im ärztlichen Tun.

Mit diesen fünf fundamentalen Seinskategorien sind nicht nur die Anlage und das Umfeld, die genetische Matrix und unser soziales Fluidum, erfaßt, sondern auch die Umwelt und Mitwelt im weiteren Sinne, die von einer kosmischen Konstellation gehalten und einer spirituellen Konstellation gestaltet werden und die alle insgesamt wieder ausgerichtet sind auf ein übergeordnetes normatives Bezugssystem.

Teil 3
Das Haus der Medizin

I. Die Säulen der Heilkunde

Wir sind dem Weg gefolgt, der aus dem „Labyrinthus medicorum errantium" herausführt an das Licht der Natur. Über die augenscheinliche Erfahrenheit haben wir jene Ordnung kennengelernt, aus der das ärztliche Denken und Wissen und Handeln lebt. Nun müssen wir sie selber noch kennen lernen, die drei „Hauptbücher des natürlichen Lichts" (XI, 164). Dann erst werden wir den „rechten Grund" gefunden haben und auf den „rechten Weg" kommen. „Daher ist nun im Grund zu betrachten, welcher der ist, der da mag ein Arzt sein ohne die drei? Der da nit sei ein Philosophus, ein Astronomus, ein Alchimist? Keiner, sondern er muß in den drei Dingen erfahren sein, denn in ihnen steht die Wahrheit der Arznei" (VIII, 137).

Drei Grundpfeiler der Medizin sind hier angesprochen, und sie werden später noch erweitert durch eine vierte Säule, die PARACELSUS einmal „Physica" nennt, das Tun des praktischen Arztes, und ein andermal „Virtus", des Arztes Tugend und Tüchtigkeit.

Grund und Weg der Medizin beruhen auf jener „theorica medica", die in vier Säulen steht: Philosophia, Astronomia, Alchimia und Physica (IV, 497). Auf diese vier Säulen ist die gesamte Theorie der Heilkunst gestellt; auf ihnen gründet sich alle Praxis. Und noch einmal und gesteigert in der Vorrede zum „Paragranum": „Ich setzt' meinen Grund, den ich hab' und aus dem ich schreib', auf vier Säulen, als in die Philosophei, in die Astronomei, in die Alchimei und in die Tugend: Auf den vieren will ich fußen und eines jeglichen Gegenteils warten und acht haben, ob außerhalb der vieren ein Arzt gegen mich aufstehen werde" (VIII, 54).

Philosophie hat sicherlich nichts mit unseren Fachbereichen einer Philosophischen Fakultät zu tun; sie sollte aber auch keineswegs als Naturwissenschaft oder als Theosophie gedeutet werden. Philosophie ist eher Natur-Kunde und meint zunächst einmal das medizinische Denken aus einer Kenntnis der Natur heraus; es verbindet ärztliches Denken mit medizinischem Wissen und ist im Grunde genommen eine Anthropologie.

Astronomie ist weder eine Himmelskunde noch gar die berüchtigte Astrologie; sie ist eine Zeit-Kunde und begleitet in diesem Sinne alle pathologischen Prozesse. Wer nicht von diesem kosmologischen Horizont ausgeht, wird nie das Zentrum des Mikrokosmos treffen, die Existenz des Menschen nämlich in seinem leibhaftigen Werden und Verfallen.

Alchimia sollte nicht verwechselt werden mit banaler Goldmacherei und ebensowenig mit einer Vorwegnahme moderner pharmakologischer oder biochemischer Prozeduren. Es ist eher die Kenntnis der biophysikalischen Energetik eines Organismus damit gemeint, wobei sehr konkret das medizinische Wissen in seinem Übergang zum ärztlichen Handeln gezeigt wird.

   Physica bedeutet das praktische Tun des Arztes. Hier ist die Domäne des Handelns, die nicht ohne die Information des Denkens und Wissens vollzogen werden kann. Im Kern dieses „physica" steht daher die „virtus" als die vierte und letzte Säule, als die Trefflichkeit und Redlichkeit, als die Meisterschaft eines Arztes, seine „Tugend" (vgl. Schema).

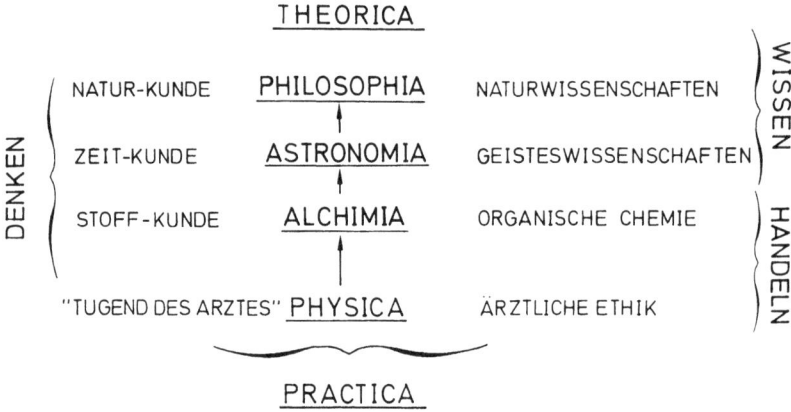

II. Die vier Eckpfeiler der Medizin

Mit diesen Voraussetzungen sind wir nun auf die Bahn gesetzt, den Dimensionen des gesunden und kranken Menschen konkreter nachzugehen. Hierzu müssen wir das „Haus der Heilkunde" selber betreten, das PARACELSUS auf die einzig sicheren Säulen aufzubauen versucht hatte. Nach dem Muster der griechisch-arabischen Medizin gründete auch PARACELSUS seine Krankheitslehre zunächst auf die Theorie als die „Wissenschaft der Kunst", auf jene „Erfahrenheit mit langer Zeit", die auch als „geübte Praktik" umschrieben wird. Der Arzt muß dabei durch „der Natur Examen" gehen, um im „Licht der Natur", als der „Mutter der Experienz", zum ausgeglichenen Gleichgewicht von „Theorica et Practica" zu finden. Denn im Practicus wirkt bereits der Theoricus, im Wissen um Grund, Weg und Ziel der Heilkunst.

Auf diesen Grundlagen baut sich das Haus der Heilkunde auf. Am Leitfaden des Leibes gelangt PARACELSUS im Labyrinth der stofflichen Vielfalt zur Erkenntnis des Organismus als eines zweiten Kosmos, eines Unendlichen an Vielschichtigkeit, eines wahren Mesokosmos, den PARACELSUS nach der Tradition „Mikrokosmos" nannte und der uns in seiner Geschlossenheit noch einmal die anthropologischen Wurzeln einer mittelalterlichen Heilkunst vor Augen stellt. In Übereinstimmung mit der scholastischen Überlieferung beruft sich PARACELSUS auf das Gleichgewicht von „Theorica" und „Practica". Als Theorie stützt sich die Heilkunst auf vier Säulen: die Philosophie, die Astronomie, eine Alchimie und die Physica. In der Praxis erhält der Arzt die Aufgabe, die Not zu wenden, wobei sich sein Tun als konkrete Philosophie versteht. Damit gilt der Arzt als der gebildete Fachmann für den Menschen an sich, der dann auch den anderen Fakultäten den Eckstein legt.

1. Medizin als „Philosophia"

Die erste und grundlegende Säule der Medizin ist die Philosophie. Der Weg des Arztes geht über die äußere Welt, durch das „examen naturae". Aus dem Wissen um die Natur erst erfahren wir wirklich etwas über unser inneres Wesen. Zu wissen, wie die Natur sei und was sie macht, das allein ist philosophisch gedacht und ärztlich gehandelt. Es kann keinen anderen Weg geben, „zu ergründen die Wahrheit, des Leibes Anliegen und gesundes Wesen".

Philosophie meint hier das Umfassende der sichtbaren und der unsichtbaren Natur, die der Arzt möglichst genau untersuchen soll. Daher geht sein Weg durch die äußere Welt und über das Wissen der Natur. Der Arzt ist einfach auf die Natur angewiesen; er muß zugeben, daß unsre Augen nicht durch die Haut gehen; er wird daher immer nur gewaltig den Elementen nachgründen. Das allein gibt die rechte Erfahrenheit philosophischer Art, daß man alle Dinge erkenne in ihrer Unsichtigkeit, um vertraut zu werden mit ihrer innersten Wesenheit und Wirkkraft.

Mit einer derart konkreten „Philosophie" sind keineswegs die erdachten spekulativen Systeme gemeint, auch keine theoretischen Konzepte und Modelle, sondern das Ganze am Menschen, eine anthropologische Ganzheitsbetrachtung, die nicht allein für eine „Theoretische Pathologie" maßgebend wird, sondern auch für die praktische Therapeutik. „Also ist auch vonnöten, daß der Arzt sei ein Philosophus und daß ihm die Augen Kundschaft geben, daß er es sei" (Defensiones, IV).

Dies ist für PARACELSUS der Grund, warum die Theorie der Medizin nicht auf den Büchern beruhen sollte; hier gibt es keinen natürlichen Meister und keine autonome Tradition. Es muß wohl ein anderer Grund her, ein anderer Weg aus einem solchen Labyrinth heraus gesucht werden. „Das ist der ganze Grund: zu wandeln in dem natürlichen Licht, das der Mensch aus sich selbst und aus eigner Vernunft nit geben kann. Etwas gibt der Mensch wohl, aber unvollkommen. Was vollkommen sein soll, das muß weiter gesucht werden, nämlich bei dem Brunnen, da alle Menschen draus trinken (XI, 163). Nach diesem Quell haben wir nunmehr zu fragen und weiter zu suchen!

Für PARACELSUS ist der Leib, das „corpus", der äußere Ausgang, um an das Wesen des gesunden und kranken Menschen zu kommen; er ist damit aber auch der methodische Schlüssel, der die Geheimnisse des Ganzen öffnet. Dieser Leib ist ja nicht nur ein Medium zwischen dem Makrokosmos und dem Mikrokosmos; er ist ein Mesokosmos, eine ganze Zwischenwelt für sich, ein eigener Endokosmos. Mit dieser leibhaftigen Welt, mit diesem welthaften Leib, sieht sich der Mensch auf eine Fährte gesetzt, als ein Jagd- und Spürhund, ein Leithund: „und wie es der Hund in der Nase hat, so sollt ihr es in den Augen haben und die Formierung des Leibes durch die Anatomie hindurch sehen lernen".

Sind wir aber einmal auf dieser Fährte der Natur, dann beschenkt uns auch die Jungfer Experientia überreichlich aus dem Füllhorn dieses „Ens naturale". Sie weist uns an, wie man über das Äußere zum Inneren gelangen kann und im äußeren Ansehen das Innere anschaut. Beides muß man gelernt haben. Drum muß der Arzt ein Wesen haben wie ein Landfahrer und ein Pilger, um unter Weges, auf einem „geordneten Weg" und mit der „Wissenheit der Kunst", Welt und Leben kennenzulernen. Denn wo er auch in der Welt ausgeht, immer kommt er beim Menschen an.

Als der fachkundige Interpret menschlicher Leiblichkeit, als der leibhaftige Wirt und Walter unserer Existenz, weiß der Arzt um Krankheit und Gesundheit, er „begreift den Puls im Firmamente, die Physiognomie in den Gestirnen, die Chiromantie in den Mineralien, den Atem in den Winden, die Fieber im Erdbeben usw.". So jäh und so ganz soll diese Philosophie sein und darin eingeschlossen auch die Arznei, daß sie wisse, was dies alles seinem Wesen nach sei. „Und wenn ihr sprecht, ob ich mich unterstehen wolle, eine neue Philosophie zu machen? So sage ich ja – und billig ja!"

Eine Medizin ohne Philosophie ist daher für PARACELSUS gar nicht denkbar. Die Philosophie macht den Arzt und nichts anderes; denn: „es ist ein grob Ding an einem Arzt, der sich einen Arzt nennet und ist der Philosophei leer und kann ihr nit" (IX, 122). Philosophie meint zunächst das Sichtbare an jener Natur, die der Arzt zu untersuchen hat (VIII, 71). Daher geht sein Weg durch die äußere Welt und über das Wissen der Natur, wobei die äußere Erscheinung ihre Hinweise gibt auf das innere Wesen, das es zu entdecken, zu entschichten, augenscheinlich zu machen gilt bis auf den Grund der Wirklichkeit.

Aus der Natur kommt ja die Krankheit, aus der Natur auch die Arznei. Soll aber der Arzt aus der Natur wachsen, so muß er dort geboren werden und eben nicht zu Leipzig oder in Wien. Zu wissen, wie die Natur sei, das allein ist philosophisch gedacht und gehandelt (VIII, 140). Es kann keinen andern Weg geben, „zu ergründen die Wahrheit, des Leibes Anliegen und gesundes Wesen".

Unser eigener Verstand, wie ihn die Hirnschale einbeschließt, er wäre viel zu schwach, einen Arzt zu gebären. Daraus entsteht nur Schwammphilosophie, woraus ein Schaumarzt wird geboren (VIII, 70). „Wer dieser Philosophie nicht ergründet ist (ich meine nicht Moral noch Ethik, noch ander Gugelfur, womit sich Erasmus geübt und umtreibt), wie sich die natürlichen Kräfte leichtern, der gibt eben dann einen Arzt, wie ein Kaminfeger einen Beckenknecht. Denn also soll der Arzt begründet sein, der der Arznei wohl will anstehen" (II, 185).

Wir sollten an dieser Stelle einmal ganz hinter die Sprache des PARACELSUS zurücktreten, um diesen so elementaren Sprachleib mit seiner verdichteten Sprachkraft zu gewahren, den man nur mühsam nachlesen kann, den man eigentlich sprechen und hören müßte.

Die Philosophie soll im „Licht der Natur" derart gelehrt werden, „daß in ihr der Mensch ganz erscheine und begegne, daß man in ihr finde alle Krankheiten und Zufälle, Gesundheit und Trübsal, alle Glieder und Gliedmaßen, alle Teile und der Glieder Teilung, so viel am Menschen und im Menschen ist oder sein mag und soviel man in der Natur sehen, wissen und erfahren kann, so viel vom ersten Menschen bis zum letzten einfallen mag oder eingefallen ist –, so ganz und vollkommen, daß auch die Augen, die Ohren, die Stimme, der Atem in der Welt gefunden wird, auch die Beweglichkeit, die verdauenden Organe, die austreibenden, die anziehenden und alles, was im Leibe not wäre zur Hülfe, zur Gesundheit, zu allen Dingen ... Und so das alles auswendig an dir erfahren worden ist und du somit in diesen Dingen erfahren bist, alsdann geh' in den inneren Menschen" (VIII, 144). Im Inneren, da ist nun die ganze Welt noch einmal wiederzufinden, ein Endokosmos, oder wie GOETHE das nannte: „Im Innern ist ein Universum auch".

Von diesem Universum aus hätten wir also den methodischen Ausgang zu nehmen, an einem ganz besonderen Leitfaden muß „die Philosophie der Arznei geführt" werden, jenem Leitfaden nämlich, den NIETZSCHE später den „Leitfaden des Leibes" genannt hat, ein Führungsprinzip leibhaftiger Wirklichkeit, das so mächtig wird, „daß auch die Augen den Verstand begreifen und daß sie in den Ohren töne wie der Fall des Rheins und daß das Getön der Philosophei also hell in den Ohren liege als die sausenden Winde aus dem Meer und die Zunge dermaßen ein Wissen trage wie des Honigs und der Gall' und die Nase schmecke einen jeglichen Geruch des ganzen Subjects" (VIII, 70).

In dieser seiner wachsenden Welterkenntnis allein kann der Arzt dann auch eingreifen, kundig seine Hand anlegen, d. h. behandeln, wobei die Praxis wiederum nur das Instrument bildet einer immer intensiveren Erfahrung von Welt und Mensch: Nur so findet des Arztes Weisheit die Ursache der Gänze und des Brechens. All sein Erkennen kommt ihm aus der Mutter, aus der auch er geschaffen. „In derselben findet er sein Herz und alle des Herzens Freud und Leid; in derselben findet er das Hirn und alles, was das Hirn betrübt und erfreut, genau so der Nieren Lieb und Leid, also auch der Leber Willen und Unwillen und dergleichen der anderen Glieder alle" (VIII, 73).

Aus dem Äußern nun soll man den Menschen bilden, so findet man alle Materie und alle Spezies von Gesundheit und Krankheit, „wie eins gegen das andere stehe, was brech', was mach', in demselbigen liegt die Weisheit" (VIII, 74), findet man das Ganze im Inneren des Menschen.

In diesem inneren Menschen also, da ist nun die ganze Welt noch einmal, im Inneren ein Universum auch, ein kompletter Endokosmos und Mesokosmos. „Der nun also ein Philosophus ist, der soll alsdann in die Fakultät der Arznei treten und das Äußere in das Innere wenden. Das Umwenden gibt dem Arzt, so aus der großen Welt die kleine wird, eine derartige innere Richtung, daß er auf keine Weise mehr an dem inneren Menschen lerne, denn da ist nichts als Verführung und der Tod" (VIII, 86). Wer diesen Weg nicht geht, der bleibt ein Experimentator, was besagen will: „ein Geratewohler und verzweifelter Hoffer" (VIII, 87) –, der wird nimmermehr ein Arzt.

So steht es mit der Philosophia, die da trägt den „Bau der Arznei" (VIII, 154)! Das gehört einfach mit zur Sache, „daß ein Arzt einen Menschen als lauter durchsehe, als durchzusehen ist ein destillierter Tau, in dem sich kein Fünklein verbergen mag, das nit gesehen werd'. Und also durchsichtig soll er hinein sehen als durch einen quellenden Brunnen, wie viel Stein und Sandkörner, mit was Farben, Formen etc. sie sind, also offenbar sollen ihm sein die Glieder im Menschen auch. Dieselben Glieder soll er also durchsichtig haben wie der auspolierte Kristall, in dem sich kein Härlein möcht' verbergen. Das ist die Philosophei, auf die der Grund der Arznei gesetzt ist" (VIII, 71).

Soweit zu dieser Philosophie der Natur! So gewaltig sie auch erscheint, sie ist noch längst nicht das Ganze! Denn wir stehen nicht isoliert in dieser Naturordnung, sondern sind einem weiteren Kosmos anvertraut, dem „astrum", was wohl auch die Naturordnung meint, mehr aber den Ordnungsbereich der Zeit und damit die Geschichte. Und auch dafür werden nun immer wieder neue Schlüsselbegriffe herangezogen wie „der Himmel" oder „das Gestirn" oder das „Siderische" oder „Astralische", Grundbegriffe, die ein weiteres philosophisches Prinzip für die Medizin erfordern, und das ist die „Astronomia".

2. Medizin als „Astronomia"

Mit großem Bedacht hat PARACELSUS zur zweiten Säule der Medizin das „Buch des Firmaments" bestimmt. „Und der dies Buch nicht erfährt, der kann kein Arzt sein noch geheißen werden." Aus der „firmamentischen Sentenz" erst, aus dem Kontext von Natur und Geschichte, erfahren wir Anfang und Ausgang der

Krankheiten: Nur über die Kunde von der Zeit kommen wir in die „hohe Schul der Arznei". Über das Firmament erst erfährt der Arzt das eingeborene Wesen jener Elemente der Natur, die wie der Mensch ihre Gesundheit und ihre Krankheit haben, da sie uns so sehr auf den Leib geschnitten sind. „Denn die Elemente und der Mensch sind näher und gefreundeter denn Mann und Weib." Dieses besondere Verhältnis, es macht die Konkordanz der Union aus gleicherweise wie auch die Diskordanz.

Gerade als ein Arzt, der aus dem Licht der Natur handelt, muß der Astronomus „nicht allein den leiblichen Lauf der Natur, sondern auch den Lauf des Himmels erkennen" (IX, 577). Die Gesetzlichkeit der Natur wird kompensiert durch eine Gesetzlichkeit der Zeit, die dem Arzte „des Himmels Inwurf" zeigt. Ohne diese zweite Kategorie würde er gezwungen, bei all seiner Naturkenntnis doch nur „verworren in seiner Practik umzugehen" (VII, 189). Wir haben daher möglichst genau zu kennen „den Eingang des Himmels in uns und daß er sich in uns solle leiben".

In seiner Leibhaftigkeit ist der Mensch eben nicht durch das Gestirn naturhaft determiniert; das Gestirn bestimmt weniger die Natur als die Zeit. Die Gestirne formieren gerade nicht den Körper; „sie verleihen nur die Zeit". Mit beiden Aspekten erst, „im Leib und im Gestirn ist die ganze Welt geordnet" (X, 643).

Während unter dem Leitbild der „Philosophia" die große Welt als ein Modell für die kleine aufgezeigt wurde, versucht das Schlüsselwort der „Astronomia" diese Naturordnung nun ihrer historischen Struktur nach zu deuten. Das Gestirn erst bildet den Menschen in seiner konkreten Leiblichkeit aus, um aus dem animalischen Substrat eine humane Existenz zu machen. Mit der Zeitstruktur wird nicht zuletzt auch der gesetzte Termin verstanden und die fundamentale Zerbrechung in den Dingen erklärt, die mögliche Umkehrung und Veränderung aller Naturkräfte. In die Strukturen werden mit dem zweiten Schlüsselbegriff nunmehr die Prozesse gedacht: Zum Aufbau der Welt tritt der Ablauf der Zeit. Das Geschichtete und das Geschichtliche, sie beide kommen im Menschen zur Einheit. „Eine jegliche Stunde gibt eine neue Art, damit nichts gleich bleibt" (VI, 370).

Nun ist freilich auch diese Zeit nirgendwo absolut zu fassen, und sie wäre nicht einmal von ihren Polen her – der Vergangenheit und der Zukunft – zu begreifen: Sie ist vielmehr nur in jeder dynamischen Funktion zu erfahren, die PARACELSUS „Zeitigung" nennt, im Prozeß der Reifung, in einer „maturatio", die vom Menschen her gesehen nichts anderes sein kann als die „Erwartung der Zeit" (VIII, 245).

Mit einem seiner faszinierendsten Schlüsselbegriffe, dem „astrum", will PARACELSUS zeigen, daß die Wirklichkeit noch eine vierte Dimension hat, die Zeit nämlich, die ebenso zum Grund des Wachstums wie aller Korruption wird. Zeit und Wachstum erst offenbaren das Wesen der Natur wie der Geschichte. Astronomie zeigt keineswegs ein Strukturgefüge, wie es die Anatomie vermittelt; sie weist hin auf ein Beziehungssystem. Wie ein Stern den anderen tangiert, ganz ohne den körperlichen Gang einer Ader, so verhalten sich auch die astralischen Bezugsfelder im Leibe (VIII, 161).

„Astrum" meint keine Astrologie und bringt kein Horoskop (davon heißt es lapidar: „das ist nix"!), sondern weist hin auf ein Universum innerer Wahlverwandtschaft, das den Menschen in Bewegung hält und anhält zur Entscheidung, das ihn gerade nicht magisch zu determinieren vermag. Der Leib ist es, der gleichsam den Himmel anzieht und in sich hineinreißt. „Was nun aber das sei, das ihn an sich zeucht, das ist groß göttlich Ordnung" (VIII, 164).

In diesem kleinen konkreten Menschen, da liegt gewissermaßen „der junge Himmel", weil alle Planeten hier ihre Signatur tragen, und nur so ist der Himmel ihr Vater. Und so wird jeder Mensch gesetzt von viel tausend Vätern und getragen von so viel tausend Müttern (VIII, 166)! Ohne diesen Himmel hätte ein Erdenwesen Mensch gar keinen Sinn. Der Mensch, der aus der Erde ist, ist immer des Himmels gewärtig (I, 26). Erde ist somit nie ohne Himmel: „Durch den Himmel grünet sie und gibt Frucht und lebt aus dem Himmel". Der Himmel bedeutet für sie das Leben, bedeutet Gesundheit wie Krankheit (I, 4). Alles steht in einem Bedeutungskontinuum; es läßt sich da „nichts überhupfen" (XII, 240). Zur Philosophie der Erde gehört nun einmal die ganze Physica (I, 6), ihre äußere Konstellation wie ihre innere Konföderation – die volle Ordnung eben einer raumzeitlichen Wirklichkeit, in der „eins in das andere gehängt und zusammengebunden" ist (XII, 49).

Diese verbindliche Wirklichkeit manifestiert sich als „greiflicher" Leib, ein Leib, der auch den ganzen psychischen Kosmos repräsentiert. Das sind „unsichtige Ding und doch leibliche Ding" (I, 34). Hier geht es nicht allein um handgreifliche Erfahrungstatsachen, sondern um greifbare Erfahrungen von Kräften, nicht nur um Objekte, sondern um das Subjectum. Die erste subjektive Erfahrung eines hinfälligen Menschen aber, was wäre dies anders als die Unbeständigkeit der Dinge, unsere Ungewißheit im Wagnis der Existenz. Das ist „der Lauf des Himmels", der einen bald fröhlich macht, bald wieder traurig. Gerade die unberechenbaren Störungen gehören zur Realität. Sie beruhen nicht auf Einflüssen der Gestirne und schon gar nicht auf Einwirkungen von Zaubergeistern oder Teufeln (IX, 589)!

Im Prozeß der wachsenden und reifenden Zeit erst gewahren wir den vollen Reichtum der Wirklichkeit, „ohn' Unterlaß bis zum End' der Welt" (II, 317). Im Prozeß selber, da steht das „astrum", das nur Sinn hat in einer leibhaftigen Existenz; denn „homo und coelum", die beiden gehören zusammen als *ein Ding*", so „wie die Röte im Wein ein Ding ist oder die Weiße im Schnee" (IX, 600). Wie nun der Himmel derart vielgestaltig in sich konstelliert ist, so ist auch der Mensch „für sich gewaltiglich"! Und wie das Firmament in sich selber steht, von keinem Geschöpf regiert, so wird auch das Firmament im Menschen von keinem andern Geschöpf überwältigt, „sondern es ist allein ein gewaltig freies Firmament ohne alle Bindung" (I, 202).

Das ist ein klares, ein klärendes Wort! Und ich weiß wirklich nicht, wie man daraus etwas Astrologisches machen kann oder auch nur Neuplatonisches. Hier ist weder Emanation noch Influenz zu finden, sondern nur die eher trockene Konstatierung einer naiven Erfahrung: daß eben die Sonnenwärme aus dem Einfluß der Sonne stammt oder der Sommer kommt aus dem „Schein von der Sonnen": „Nicht weiter sind sie in uns noch wir in ihnen" (I, 179).

Der äußere Himmel dient nur, er dient uns, dient uns in jeder Hinsicht; er ist der Wegweiser des inneren Himmels (VIII, 97), des Firmaments, in welchem der Mensch mit seinem Leib und als Leib in der Welt steht. Der Leib als solcher ist schon welthaft, und die ganze geistige Struktur einer Astronomia, sie redet nie und nimmer von oben herab, sondern von unten herauf (XII, 11). Im Zentrum dieses Bezugssystems aber bleibt immer der Mensch. „Denn was ist das Ende der Philosophei und Astronomei als der Mensch? So nun der Mensch nit im Wissen ist, so sind erwähnte Künste tot" (VIII, 103).

Dieser „Himmel", ein solches „Gestirn", mit anderen Worten: die anthropologische Zeitstruktur, will immer wieder neu verstanden sein, weil jede Zeitphase ein ander „Glück zu heilen" anbietet: „So du solches nicht weißt, was meinst du, was du für ein Arzt seiest? nichts als ein Rumpler" (VIII, 174). Der rein empirische „modus medicandi et practicandi", das wäre nichts als ein ungewisser „Fischergrund", ein reines „Lappenwerk", ein „irriger, falscher, beschissener Bau" (VIII, 174).

Vom Firmament erst wird uns klar, was der Bereich der Umwelt bedeuten mag und wie geschlossen sich ihr ökologisches Bezugssystem auswirkt. Daß auch Erde und Wasser krank werden und verdorben sein können, das hat seine Ursache einzig und allein in diesem siderischen System. Diesen firmamentischen Grund unserer Existenz gilt es aufzusuchen. „Der Holzwurm wächst nit aus dem Holz, aber er ist im Holz. Die Ofengrillen kommen nicht aus dem Leim, aber sie sind im Leim. Die Raupen stammen nicht aus den Bäumen, hangen aber an den Bäumen." Und so kommen alle Dinge aus ihrem Vater (VIII, 92). In diesem geschlossenen, wir würden sagen ökologischen System wird „eins vom anderen getragen"!

Mit dem Leitbild der „Astronomia" ist ein Novum in die Krankheitslehre eingeführt, das die alte kosmologisch orientierte Humoralpathologie in Frage stellt, um nunmehr am Leitfaden des Leibes das anthropologische Prinzip in das Weltverständnis der Wissenschaften einzuführen.

Als ein „astronomus" erst wird der Arzt zum Fachmann für die Zeit und die Wechselfälle ihrer Geschichte. Daher soll er ein Astronomus sein, „und die Zeit bedenken, damit er die Zeit wisse, wie er sich wehre und beherrschen wölle womit. Nicht das genug sei, den heutigen Tag zu betrachten, sondern auch den morgigen Tag und alle zukünftige hernach von Punkten der Stund bis in den Terminum, und in der Zeit sehen, was dem doch zu tun sei. Und nit so unverstanden sein, daß er die Zeit in die Luft schlage und sich selbst für einen Unwissenden zu erkennen gebe" (IV, 495).

Diese Fülle und Folge durch die Welt und in der Zeit aber weist hin mit innerer Konsequenz auf noch einen weiteren Weg. War es bisher immer noch eine Ordnung der Strukturen des Lebendigen, die in Natur wie Geschichte gesucht wurde, so kommt PARACELSUS nunmehr auf das uns eher geläufige Problem zu sprechen, wie daraus wohl auch eine konkrete Ordnung der materiellen Prozesse werde. Diese Umwandlung haben wir nun zu erwarten von einer dritten Säule der Medizin, der „Alchimia", einer „Natur in Vulcano", die unser aller Lehrmeister ist (IX, 44), auf daß die Natur dahin gebracht werde, daß sie sich selber erweise, was nicht anders möglich scheint, als daß ein jedes Ding komme in seine „ultima materia" (IX, 46).

3. Medizin als „Alchimia"

Ein Arzt braucht die Philosophie als die Kunde von der Natur der irdischen Dinge. „Noch aber ist kein Arzt da." Er braucht weiter die Astronomie als die Kunde von den zeitlichen Abläufen im Makro- und Mikrokosmos. „Noch ist aber kein Arzt da." Zu seiner vollen Heilkunst braucht der Arzt noch die „Alchimia" als die Kunde von der Bereitung der Stoffe, durch die er sein Wissen vollendet. „Alchimia" setzt sich auf den „Weg der Heilung", indem sie das in Gang bringt, was ohne die Scheidekunst niemals geschehen könnte. Das gewaltige Feld der „res naturales", es wird jetzt zugerichtet und spezifisch verfügbar gemacht.

Damit ist die Bedeutung der Alchimie klar umrissen: Die Welt der Naturstoffe ist nicht bis zum Ende bereitet, sondern in den Schlacken verborgen. Die Kunst wird fortan das Unnütze vom Nützlichen scheiden, um die Welt in ihre „ultima materia" und in ihr Wesen zu bringen (XI, 189). Dies gelingt mittelst einer technischen Prozedur, die bei Paracelsus heißt: das „Amt Vulcani". „Denn die Natur gibt nichts an den Tag, das auf seine Statt vollendet sei, sondern der Mensch muß es vollenden." Dazu allein sind wir berufen, daß wir die Welt zu Ende bereiten sollen. „Diese Vollendung heißet Alchimia" (VIII, 181).

Im „Labyrinthus" beschreibt Paracelsus eindrucksvoll die Prozesse solcher Aufbereitung am Beispiel des Brotes, das als „prima materia" geerntet und als „media materia" gebacken wird und das schließlich in der „alchimia microcosmi" kommt „ad ultimam"! Das Brot wird im Mund gekaut: Damit beginnt das „opus", das der Archaeus im Magen als die „materia media" weiterverarbeitet, um die Stoffe in Blut und Fleisch zu verwandeln und sie somit zu bringen in die „ultima materia".

Das ist ein elementares Bild, das Paracelsus immer weiter ausbaut, um es gleichzeitig durch alle Prozesse des Organismus zu verfolgen. Das „opus" springt aus dem kosmischen und physiologischen Bereich über in die pathologischen und therapeutischen Vorgänge und wirkt im Inneren unseres Leibes als der Alchimist im Magen, der alles rezipiert und assimiliert. Das Reich der Naturstoffe wird einverleibt zu einer Welt des Menschen. Aus der primitiven Natur wird die reiche Kultur. Die Kunst, die dieses alles vollbringt, heißt „Alchimia", und „Vulcanus" ist der Künstler in ihr. „Und wie alle Dinge vom Nichts bis zum Ende geschaffen sind, so ist doch nichts da, das auf das Ende völlig fertig sei; das ist: bis auf das Ende, aber nit bis ganz auf das Ende, sondern der Vulcanus muß es vollenden" (XI, 187). Die gleiche Situation findet nun auch der Arzt in seiner Heilkunst wieder; die Arznei ist geschaffen von Gott, „aber nicht bis zum Ende bereitet, sondern in den Schlacken verborgen. Jetzt ist es dem Vulcano befohlen, die Schlacke von der Arznei zu tun" (XI, 187). Und wieder die elementare Feststellung: „Das ist Alchimia und das Amt Vulcani".

Der Begriff dieser „alchimia" ist es, der fortan eine Führungsinstanz durch das vielschichtige Werk der Heilkunst bildet. Was ist Alchimia, fragt Paracelsus, der Arzt, um zu antworten: „Eine Bereiterin der Arznei, die da die Arznei rein macht und lauter und gibt sie vollkommen und ganz, auf daß der Arzt sein Wissen vollendet" (VIII, 39). Eine derart „große verborgene Tugend" aber, sie kann nicht von vorneherein und mit einem Male zutage treten; sie liegt eingeboren in den Dingen; sie will entdeckt und entschichtet werden durch die Kunst des Alchimisten. Durch ihn erst werden wir der innersten Kräfte der Natur inne und lernen sie in der Folge auch immer souveräner beherrschen. Die Kunst allein lehrt den Arzt, die Krankheiten „mit gewisser und tröstlicher Arznei zu heilen". Denn einen ungewissen Arzt, der nur aufs geratewohl traktiert, will Gott nicht haben. „Gibt er schon Gewißheit den Ackerbauern, den Steinmetzen usw., wie viel mehr gibt er sie dem Arzt, an dem mehr liegt als an diesen allen" (VIII, 195).

Die Kunst wird einem aber auch nicht geschenkt; sie muß persönlich erfahren und immer wieder neu geübt werden. „Ein jeglicher glaube dem andern so viel wie er selbst im Feuer erfahren hat. Denn die Arznei mag nicht gedulden zu glauben, was nicht im Feuer bewährt ist: durch das Feuer wächst der Arzt, wie angezeigt ist."

Die Dinge der Welt sind noch in der Bereitung begriffen; daraus erklärt sich die „Zeitigung", die von Natur aus nicht gegeben wäre. „Auf die Zeitigmachung muß der Arzt seine Kunst gerichtet haben. Denn er ist ihr Herbst, Sommer und Gestirn insofern, als er sie muß vollbringen. Das Feuer ist die Erde, der Mensch die Ordnung, die Dinge in der Arbeit sind der Samen" (VIII, 187). Sollen die Dinge daher einem Menschen dienlich sein, so müssen sie „durch das Feuer gehen in die andere Gebärung" (VIII, 198).

Mit seiner „Astronomia" war der Arzt zum Fachmann für die Zeit und die Wechselfälle ihrer Geschichte geworden. Diese Fülle und Folge durch die Welt und in der Zeit aber weist mit innerer Konsequenz auf noch einen weiteren Weg. War es bisher immer noch eine Ordnung der Strukturen des Lebendigen, die in Natur wie Geschichte gesucht wurde, so kommt PARACELSUS nunmehr auf das uns viel geläufigere Problem zu sprechen, wie daraus die Ordnung der Prozesse werde, eine „Natur in Vulcano": die Alchimia! „Darum so lern' Alchimiam, die sonst Spagyria heißt: die lernet das Falsche scheiden von dem Gerechten. Also ist das Licht der Natur, daß man durch Ausproben sehe und am Licht wandere. In solchem Licht der Natur sollen wir kallen und reden, nit aus der Fantasei, in der nichts wachset als die vier Säfte und ihre Kompositionen" (IX, 55).

In scharfer Polemik gegen die abgetakelte Humoralpathologie wird auch hier wieder einer chemisch orientierten Experimentalphysiologie das Wort geredet: „Also wisset, daß alle Dinge in dem ersten Anfang müssen vom Arzt betrachtet werden: wie alle Dinge von einem in das andere gehen." Und so muß man auch die Krankheiten in ihrer körperlichen Verfassung spezifiziert haben, muß alle Anatomie kennen und allen Verlauf und hernach erst die Arznei. „Sonst ist die Kunst nichts als eine dürre verrochene Zimmetrinde, die einem im Maul zergehet wie ein Filzhut" (IX, 218).

Unser Leib ist zwar in sich vollkommen geschaffen, aber er braucht zu seiner Erhaltung z. B. die Nahrung, und darin ist schon Gift. Und so bedürfen denn unsere Leiber einer „Führung", durch die sie erhalten und ernährt werden, durch die sie auch wieder bewahrt bleiben vor dem Gift. Gott hat zwar alle Dinge in bezug auf sie selber vollkommen gemacht, unvollkommen aber gelassen in bezug auf ihren gegenseitigen Nutzen.

Daher braucht der Mensch nun einen Alchimisten, der das Gift von dem Guten unterscheide! Nicht nur die Medikamente mit ihren toxischen Substanzen hätten somit ihren ständigen Begleiter, die Nebenwirkungen, auch die Nahrungsmittel als solche sind bereits von solchen unerwünschten Begleiterscheinungen imprägniert, eine unheilvolle toxische Gesamtsituation, die allerdings allein für den Menschen gilt. Hier gilt es deutlich zu unterscheiden: „Ein Stier, der da Gras isset, der isset sich sein Gift und seine Gesundheit; denn im Gras ist Gift und Gesundheit, Nahrung und Arznei. Aber dem Gras an und für sich ist kein Gift. Der Mensch, was er isset und trinket, dasselbe ist ihm Gift und Gesundheit" (I, 190).

Noch ein weiteres Beispiel: Der Ochse ist sich selbst geschaffen zur Notdurft, dem Menschen aber zur Nahrung. „Wäre er allein wegen des Menschen geschaffen und nit auch seiner selbst, so bedürfte er der Hörner nicht, noch der Gebeine, noch der Klauen, denn darin ist keine Nahrung." Für sich selber aber ist er schon in Ordnung, und da ist nichts, was er nicht haben müßte! (I, 200). So ist jedes Ding vollkommen im Hinblick auf sich selbst, im Hinblick auf ein anderes aber kann es sowohl „Gift" als auch „Güte" bedeuten.

Der Alchimist nun, das ist jener große Künstler, der beide Aspekte ganz genau unterscheidet: Das Gift tut er in seinen Sack, und das Gute läßt er dem Leibe. Denn der Mensch wird gezwungen, beides in sich aufzunehmen, und so auch Gift, Krankheit, Tod zu essen und zu trinken. Es bleibt uns keine andere Möglichkeit, als jenen Alchimisten einzusetzen, „der uns vom Schöpfer eingesetzt ist und gegeben: der uns soll das Gift vom Guten scheiden, damit wir keinen Nachteil davon empfangen" (I, 193).

Hier allerdings wäre der Begriff vom Alchimisten noch etwas genauer zu fassen. „So verstehet uns also, daß Gott einem jeglichen Geschöpf hat gegeben sein Wesen und was ihm zugehört, nit damit es sich selbst regiere und dergleichen, sondern wegen seines Gebrauchens dessen, was ihm notdürftig ist und was es haben muß, was aber alles auch Gift ist." Erst der Alchimist scheidet das Gute vom Bösen, verwandelt das Gute in eine Tinktur, tingiert damit den Leib zu seinem Leben und ordiniert auf diese Weise das Subjekt der Natur! „Dieser Alchimist wohnet im Magen, welcher sein Instrument ist, darin er kocht und arbeitet" (I, 194).

„Von des Alchimisten Bereitung" kann ein Arzt gar nicht genug verstehen. „Durch des Alchimisten kluge Handgriffe und Geschicklichkeit" müssen die Dinge, und so auch die Heilmittel, „von ihrem ersten Wesen gar zerstöret, getötet und weislich bereitet werden", um ihre „große Nutzbarkeit, große Kraft und Tugend und schnelle Wirkung" zu erzeigen und zu beweisen. „Darum sollte ein jeglicher Alchimist und ein jeglicher getreuer Arzt in diesen Stücken sein Leben lang suchen und mit ihnen bis in den Tod sein Kurzweil vertreiben" (XI, 333). Das Geheimnis einer aufzubereitenden und zu transmutierenden Naturordnung kann nicht genau genug ergründet werden.

PARACELSUS nennt diese „Kunst" und solches „Werk" die Alchimia, deren Virtus sowohl im innerorganischen Archaeus als auch in makrokosmischen Vulcanus am Werke ist, unaufhaltsam, bis hin zur „ultima materia". Der „Vulcanus" ist demnach der „Apotheker" und ein „Laborant" der Arznei: „Das was die Augen am Kraut sehen, ist nicht die Arznei, oder an Gesteinen oder an Bäumen. Sie sehen allein die Schlacken, inwendig aber unter der Schlacke, da liegt die Arznei. Nun muß am ersten die Schlacke der Arznei genommen werden, dann ist auch die Arznei da. Das ist Alchimia und das Amt Vulcani."

Vulcanus ist demnach der archaische Feuergott, der im Mikro- wie im Makrokosmos wirkt: „Was das Feuer tut, ist Alchimia" (XI, 187). Es allein macht die Welt der Naturstoffe zu einer Welt der Kunststoffe: Aus der primitiven Natur wird die reiche Zivilisation. Von daher versteht sich der Kernsatz: „Alchimia heißt eine Kunst, Vulcanus ist der Künstler in ihr." Und so ist Vulcanus der „Bereiter" der großen Welt, der die Schöpfung erst vollendet. Und noch einmal - wörtlich -: „In der Erde liegen vielerlei wunderbare Heillichkeiten. Nun die Sonne, der Mond, der Tag, die Nacht, der Tau, der Regen, das ganze Firmament ist der Motor, ist der Bereiter, ist das Feuer, daß alles das, was in der Erde ist, dasselbige muß heraus und muß durch das Feuer an den Tag" (XII, 226).

Die Natur ist hier nicht mehr die statisch abgeschlossene Schöpfung, sondern der dynamische Auftrag des Menschen zur dramatischen Entfaltung, zur Transmutation der Welt. Und so ist auch das Pharmakon zu einem äußerst wirksamen Naturstoff geworden, der in ein Ordnungsgefüge eingreift, um es zu verändern, zu wandeln, zu bessern. Der Alchimist wäre damit nichts anderes als jener große Künstler im „opus magnum", der beide Aspekte ganz genau unterscheidet: Das Gift tut er in seinen Sack, und das Gute läßt er dem Leibe. Denn der Mensch wird gezwungen, beides in sich aufzunehmen, und so auch Gift, Krankheit, Tod zu essen und zu trinken. Es bleibt uns keine andere Möglichkeit, als jenen Alchimisten einzusetzen, „der uns vom Schöpfer gesetzt ist und gegeben: der uns soll das Gift vom Guten scheiden, damit wir keinen Nachteil davon empfangen" (I, 193).

PARACELSUS will mit dieser seiner „Chemiatrie" im Grunde nichts anderes als das was nicht Arcanum ist, scheiden von dem, was als Arcanum wirkt, um so „Gift" und „Güte", Nutzen und Noxen voneinander zu trennen. Als Beispiel für die „Güte" wählt er mit Vorliebe die Melisse, als Beispiel für die „Gifte" das Arsenik. „Das Arsenik, das die Fische herfür treibet, die in langen Jahren nie aus der Tiefe gekommen sind, das vergiftet auch die Menschen, daß sie nach dem Fischen auch krank werden." Und so werden „nit allein die Fische und Menschen vergiftet, sondern auch die Früchte der Felder und alles, was da lebt" (Vol. Param. X).

Auf eine gleichsam alchimistische Weise soll man alles im rechten Zeitpunkt erfassen und in der Zeit ausreifen lassen, um es in den höchsten Grad zu bringen. „Das ist: der Baum muß groß Alchimei brauchen mit Scientia, bis er kommt auf das Ende seiner Frucht. Also so nun der Mensch den Samen scientiae hat, so folgt aus dem, daß er ihn treiben muß, damit er komme auch in seine vollkommenen Ähren und in seinen Herbst, damit seine Früchte von ihm fallen wie von einem Baum" (XI, 194).

Auch diese naturträchtigen Bilder aus der großen Welt werden nun wieder hineinkomponiert in das Werden und Verfallen des kleinen Organismus. Die Arznei muß dirigiert sein durch den Himmel, sonst liegen die Mittel im Magen oder gehen durch die Eingeweide wieder hinaus und bleiben ohne jede Wirkung. Wenn du daher eine Arznei eingibst, so muß der Magen die Astra vorher schon annehmen, um die Mittel überhaupt wirksam zu machen: das aber ist Aufgabe des Alchimisten. Es kommt gar nicht darauf an, zu behaupten: „Alchimia mache Gold, mache Silber; es kommt auf die Arcana an, die sich gegen die Krankheit richten: da muß es hinaus, das ist also der Grund" (VIII, 185). Der Mensch und

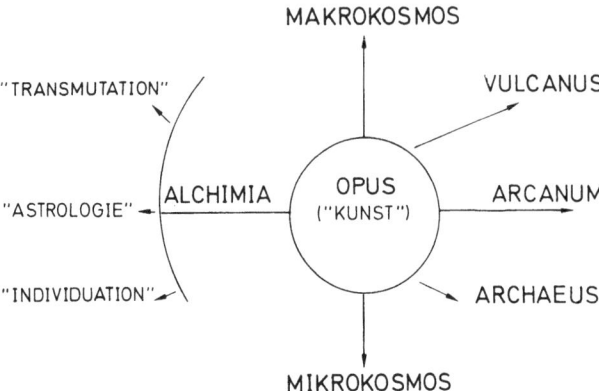

ALCHIMIA ALS STOFF-PROZESS

die Natur müssen zeitlich zusammengedacht und miteinander verfügt werden. „Hierin liegt der Weg der Heilung und Gesundmachung. Solches alles bringt zu End' die Alchimei, ohne welche die Dinge nicht geschehen können" (VIII, 185).

Mit dieser dritten Säule der Medizin haben wir nichts Geringeres vor uns als eine komplette Philosophie des Binnenbereiches menschlicher Existenz, eines Mesokosmos der großen intermediären Gleichgewichte und prozeßhaften Verschiebungen. Alchimia erst befreit die Wesenheiten der Dinge und gelangt so an ihr Herz, an ihr wirksames Prinzip. Solche Essentien der Dinge aber können nur gewonnen werden durch „corruptio" und „separatio", durch die „Kunst Vulcani", auf eine analytisch-alchymische Weise.

Aktiv muß der Mensch diesem Regimen nachgehen, das nirgendwo auf den Bereich individueller Leiblichkeit beschränkt bleibt, vielmehr universelle Ausmaße annimmt. Ist doch unser Amt die „praeparatio mundi", in welcher alle Welt aus ihrer „prima materia" nach und nach „ad ultimam" kommt. Etwas wie ein Magnet ist in uns, wie ein Schmied oder ein Koch, „der alle Dinge bereitet an ihre Statt, wie sie sein sollen". Der Mensch ist innerhalb dieser universellen Kultivierung das letzte Geschöpf: Mit ihm erst wird die Schöpfung zu Ende sein.

PARACELSUS bringt diesen großartigen Gedankengang auf die schlichte Formel: Der Himmel werde sich in uns „leiben". Damit aber gerät der leibhaftige Mensch in eine persönliche Verantwortung gegenüber der Natur, und der Arzt wird zum Promotor dieser Verleiblichung. Reift doch im Menschen die Welt zur letzten Materie aus, dort wo jedes „Ding allein in ihm selbst stehet und jubiliert in seiner Exaltation zu gleicher Weis wie das Gold"!

Dieses alchymische Denken aus dem Geist des Vulcanus, es vermochte sich bald schon durchzusetzen in die moderne Chemiatrie und Technologie. Verloren ging dabei ihr eigentliches Geheimnis, das „mysterium magnum", das die Generation der ersten Materie durch alle Wunder der Welt weiterwachsen läßt ad ultimam: in das Letzte aller der Dinge. Aber nur wer dieses Geheime erkennt und weiterführt, der ist der „gubernator" der Dinge, ihr „kybernetes"; nur der hat die „philosophia", in der die Natur dahin gebracht wird, daß sie sich selber erweist!

In seiner Zwischenbetrachtung zur Geschichte der Farbenlehre mag GOETHE an diesen Verlust im Fortschreiten gedacht haben, an die „Scheidung der älteren und neuern Zeit" und die ihr notwendig innewohnende Ambivalenz: „Wie er vorschreitet, fühlt er immer mehr, wie er bedingt sei, daß er verlieren müsse, indem er gewinnt: denn ans Wahre wie ans Falsche sind notwendige Bedingungen des Daseins gebunden".

Wir alle wissen, wie sehr „der Natur Arbeiter" ersetzt worden ist durch die „Arbeit an der Natur", jenes Idol der Naturforscher des 19. Jahrhunderts, das die grandiose Welt der Technik in Szene gesetzt hat. Damit einhergegangen sind aber auch die furiosen ökologischen Gleichgewichtsverluste, die nicht mehr von der Natur aufzufangen sind. Die Evolution der Jahrmillionen scheint abgebrochen, umgekippt in eine Devolution. Der moderne Techniker wird sich nicht mehr der Natur als einer „vis a tergo" bedienen. Er muß in seinem „opus magnum" alles alleine machen: den Stoff und den Plan, die Operation und das Ziel, sofern er ein solches überhaupt noch hat oder will!

4. Medizin als „Physica"

Mit diesen drei Säulen sind die Grundlagen des ärztlichen Denkens, Wissens und Handelns gelegt, die aber nicht zu ihrer letzten Verbindlichkeit kommen, ehe nicht auch die Prinzipien gerade des ärztlichen Handelns noch einmal theoretisch begründet werden. Für diese Heilkunst im engeren Sinne wählt PARACELSUS den Begriff „physica", ihr pragmatisches Motiv ist die „virtus".

Physica hat nichts mit einer Physik im modernen Sinne zu tun und meint wohl auch kaum die „physica" der scholastischen Naturkunde und Heilkunst. Physica umschreibt vielmehr eine „Philosophia der Erde", die den Mikrokosmos unter einem ganz spezifischen Aspekt erkennen läßt. Denn der Mensch als ein Mikrokosmos ist „aus der Erde" und damit Gewalten unterworfen, die er nicht so leicht zwingen kann. Er ist der „patiens", ist der, „der da leidet" und „der es muß gedulden" (I, 26). Er hat seinen Mangel und seine Gebresten, ist hinfällig, zum Umfallen geboren, ja, er ist „gebrechlicher denn Gold und Silber, die selbst im Feuer ihr Wesen behaupten". Und der Mensch weiß das alles; er ist sich seiner Notdurft bewußt und reflektiert über sein Leiden!

Diese Physica weiß aber auch ganz klar um das Subjekt in der Medizin, und „virtus" ist ihr Anwalt. Von dieser Tugend des Arztes will PARACELSUS wissen, daß gerade sie nicht einem psychosozialen Kontext unterworfen ist, sich vielmehr im Licht der Natur Gott allein verantwortlich zeigen sollte. Wie ja auch nicht der Arzt selber der Komponist einer heilen Welt sein kann, da er nur der Mittler ist, der da wandelt im Weg der Arcana.

Also muß der Arzt durch das „Examen der Natur" gehen, wobei unter Natur die ganze Welt und all ihr Anfang verstanden wird. Nicht aus seiner eigenen Weisheit soll er suchen, sondern dem Licht der Natur nachfolgen. Die „Scientia der Arznei" gibt somit immer nur Zeugnis von jener Natur, die älter ist als der Arzt. Wenn er schon die Arznei und den Kranken hat, so ist er doch noch kein Arzt ohne die „scientia" und ohne „der Dinge Erkenntnis". Die Kunst der Arznei, die Probe des Arztes und damit seine Weisheit, sie müsse im Feuer erlernt werden. Die vulkanische Kunst erst bringt uns zur Erfahrung der Wirklichkeit einer ganzen Welt (IX, 42/43).

Es ist sicherlich kein Zufall, daß PARACELSUS die vierte und letzte Säule der Medizin einmal als „physica", dann wieder als „virtus" bezeichnet. „Physica" war der scholastische Leitbegriff für die wissenschaftliche Medizin gewesen; „virtus" galt allgemein als das Signum gebildeter Handlung. Beide im Verbund erst bringen Erkenntnis und Interesse in die Hand des Arztes!

Nicht von ungefähr befassen sich die letzten Bücher im „Labyrinthus medicorum errantium" ausführlich mit der ärztlichen Erfahrung (experientia) und ihrem Verhältnis zur medizinischen Theorie (scientia) und wie beide wohl zu einer Operationalisierung in der ärztlichen Praxis kommen. Die Tüchtigkeit (virtus) eines Arztes aber ist darin zu sehen, daß er mit der ihm vorgegebenen Leiblichkeit mehr erfaßt als nur jene Körperlichkeit, die der Anatom zu sehen bekommt, daß er im Menschen mehr begreift als eine Verbindung von Leib und Seele oder von einem siderischen mit einem elementischen Wesen. Er hat vielmehr den Realzusammenhang aller Phänomene am Menschen zu begreifen und damit „die ganze Religion aller Kreaturen" (XII, 240).

Mit einer solchen Ordnung erst wird er die Philosophie übersetzen können in die Praktik und damit jene Bereiche des Denkens und Handelns, die in sich unlöslich scheinen. „Allein die Philosophei sei ein ganze Practik der Medizin, sonst ist ihre Philosophei nichts. Was ist die Practik? Die ist's, daß sie alle Arznei euch in die Hand gibt; diese Practica ist unbekannt bei den Alten. Also sollt ihr die Philosophei verstehen, darauf der Arzt gesetzt ist" (VIII, 119). Es ist unter dieser Perspektive kaum noch möglich, die einzelnen Aspekte zu trennen. „Also muß man Philosophiam auslegen, daß der Arzt daraus wächst und Philosophia aus dem Arzt" (VIII, 121).

Was GOETHE später als das gegenständliche Denken bezeichnen sollte, das hatte PARACELSUS auf die Formel vom „augenscheinlichen Verstand" gebracht, der allein den Arzt in der Theorie unterrichtet und der für seine Praxis die Hand führt. Denn hinter diesem Arzt steht die Natur; die ist der Komponist und nicht der Arzt (VIII, 85). Diese Natur hat ihre Arcana gewaltig gesetzt und das zusammenkopiert, was da zusammengehört.

„Virtus" als ärztliche Haltung

Aus der Geschlossenheit der Entienlehre und der Systematik der vier Säulen der Medizin geht hervor, daß die ärztliche Haltung kein zusätzliches normatives System zur Voraussetzung hat, vielmehr bereits eingebaut ist in das „integrum totum medicinae".

Wenn PARACELSUS sein Haus der Medizin auf die vier Säulen baut, dann ist mit der vierten und letzten Säule, der „virtus", alles andere als eine nur dekorative Zutat gemeint, sondern ein tragendes Fundament der Heilkunde entworfen. Ärztliches Handeln scheint für PARACELSUS nicht möglich ohne eine ausgewogene Motivationstheorie, die aus dem Grund des ärztlichen Denkens kommt. Für dieses ärztliche Denken, das mit dem ärztlichen Handeln eine Einheit bildet, bietet sich die „misericordia" als Grundfigur und Leitbild an. Dem Arzt soll die

Barmherzigkeit geradezu angeboren sein. Unbarmherzigkeit zeigt an, daß keine Liebe zu den Kranken da ist. „Und wo keine Liebe ist, da ist keine Kunst" (VIII, 263). Die Motivation der Ärzte ist freilich vielfach nicht auf das Wohl des Kranken gerichtet, sondern auf den Eigennutz, da sie „nit von Herzen den Kranken gemeint haben, sondern allein ihre eigene Ruhe und ihren Nutzen" (VIII, 263). Der wahre Arzt indes soll die Barmherzigkeit aus der Liebe wachsen lassen und in sie fallen und in sie dringen: „Dann wird uns nach unserm hitzigen Herzen gegeben, was uns anliegt. Denn die Kunst der Arznei lieget im Schlaf. Allein wir wecken's auf, da sie aus sich selbst nit aufstehen werden. Auf das, so weckt es und macht es wachend!" (VIII, 272).

Es ist das Bild der mittelalterlichen „Misericordia", das von allen Seiten immer wieder ausgemalt und immer weiter ausgerundet wird. „So wir die Barmherzigkeit in uns haben und üben sie auch aus, so ist Gott mit uns aufgrund solcher Barmherzigkeit. Und wenngleich keinerlei Hülfe wär' geschaffen in der Natur, er würd's von Stund an in ihr schaffen" (II, 156). Wir sollen ja in allen Dingen das Reich Gottes suchen, nicht beim Priester und beim Leviten, sondern beim barmherzigen Samariter. „Und in summa: Welcher will ein Arzt sein, derselbig gedenk', daß er am ersten ein Samaritan sei, nit ein Priester, nit ein Levit. So er nun ein Samaritan ist, so wird ihm alles gegeben, das im Verborgenen bleibt" (II, 157).

PARACELSUS erklärt dann in allen Einzelheiten, warum er angefangen habe, „von der Barmherzigkeit zu reden als vom Schulmeister der Ärzte" und warum er hier so etwas vermutet wie einen Motivationsgrund alles ärztlichen Handelns. Mit der Barmherzigkeit soll ein Arzt bereits geboren sein; aus dieser seiner Anlage muß er wachsen und sich bilden. Von allen anderen „Wesen der Welt" unterscheidet sich nämlich ein Arzt dadurch, daß alle anderen für sich selber zu sorgen haben, der Arzt aber nicht für sich, sondern für andere. „Daher ist des Arztes Amt nichts als Barmherzigkeit zu erteilen den andern" (VIII, 264).

Wenn somit alle Menschen der Barmherzigkeit eines Arztes anheimgestellt sind – mehr noch: „unter die Barmherzigkeit eines Arztes unterworfen" –, so ist gleichwohl damit nicht gesagt, daß der Arzt als solcher die Barmherzigkeit verkörpere, er ist vielmehr nur „das Mittel, durch welches Mittel die Natur in das Werk gebracht wird". Die Natur wird aber nicht von selber, aus der Natur-Gerechtigkeit heraus, ins Werk gebracht, sondern erst durch unser Suchen und Bitten. Was wäre uns das alles auch nütze, was da auf dem Feld steht und ungebeten wächst, ohne daß wir davon wissen? „So wir's nun also nit lernen, so werden wir keinen Kranken gesund machen." Wir Christen sollten wissen, daß wir die Arznei nicht aus der „Ordnung der Natur" erhalten, sondern „daß Gott aus seiner Barmherzigkeit in die Natur alles gegeben hat, und die Kunst und der Schulmeister selbst ist und nit der Mensch: und gibt also aus Lieb' und Barmherzigkeit einem jeden die Arznei" (VIII, 265).

Die Kunst nimmt an, was uns eingeboren ist und treibt die Natur weiter und bildet sie aus ohne Unterlaß: „Und wie die Barmherzigkeit und Gnade Gottes nicht feiert, sondern für und für arbeitet in der Lieb', also sollen wir emsiglich ihr im Fußtritt nachfolgen, strenger als der Rhein und der Nilus fließen. Und zu gleicher Weis, wie das Feuer im Holz arbeitet, also sollen wir in diesen Dingen alles uns üben und nichts außen lassen, sondern alles zu wissen begehren" (VIII,

266). Also muß der Arzt Rechenschaft abgeben von dem Maß, das ihm verliehen ward an Barmherzigkeit und daß er nun zu verteilen hat.

Es ist der emotionale Grund, auf dem sich jeder ärztliche Dienst am Kranken aufbaut. Die Kunst kann niemals rationalisiert und objektiviert werden; sie steht und fällt mit dem Kranken. Medizin setzt ein eminent personales Bezugsnetz voraus. „Dieser Kunst Übung liegt im Herzen." In der einfachen Sprache des PARACELSUS heißt es dann weiter: „Ist dein Herz falsch, so ist auch der Arzt in dir falsch; ist es gerecht, so ist auch der Arzt gerecht". In der Treue soll man handeln. Es gehört mit zum Amt, daß man wisse um die Krankheiten, aber auch um alle anderen Anliegen der Kranken. Ist die Barmherzigkeit nicht im Herzen verankert, so lernen wir nichts! (VIII, 266). Eine ganze Welt der Barmherzigkeit ist am Werke, in der wir uns ständig zu üben haben. Der Arzt weiß, daß diese Barmherzigkeit nicht mehr und nicht weniger als der Arzt selbst ist. „Ist sie groß, groß ist auch der Arzt. Auch die Lieb': Ist sie groß, so ist auch groß das Werk des Arztes". Und ob einer auch wüßte alle Künste der Welt und vollbrächte alle Taten und schriebe alles auf, Punkt für Punkt – so hätte er doch nichts gelernt ohne die Barmherzigkeit. „So nun macht die Lieb' und Barmherzigkeit den Arzt kunstreich; denn sie arbeitet wie das Feuer im Holz und gibt Kunst und Erfahrenheit und ihrer beider Notdurft. Darum so wisset, daß sich der Arzt soll zur Lieb' treiben und nötigen lassen" (VIII, 267).

Was PARACELSUS mit dem Begriff „virtus" vorgeschwebt hat, ist eben nicht nur die Geschicklichkeit, sondern auch die Sittlichkeit eines Arztes. Hier erst wird das Interesse in die Erkenntnis eingebunden und die Einsicht aus den Motiven herausgeholt und eben damit jene lebendige Verbindlichkeit geschaffen, die wir an unseren Wissenschaften so schmerzlich vermissen. Und wenn in unserer kritisch engagierten Studentengeneration so viel die Rede ist von „Erkenntnis und Interesse", dann scheint mir gerade in diesem Paracelsischen Begriff der „virtus" jenes leidenschaftliche Interesse des handelnden Arztes zu einem Prinzip der Wissenschaftlichkeit erhoben. Ohne diese umfassende Solidarität im ärztlichen Tun bliebe alles medizinische Wissen irrelevant.

Mit diesen Säulen, die in ihrem therapeutischen Denken erst die Einheit des ärztlichen Wissens und Handelns bilden, verstehen wir nun auch die Beschlußrede des PARACELSUS zu seinem „Labyrinthus medicorum errantium", wo es heißt: „Das mag aber männiglich wohl wissen, daß es übel gehandelt ist, daß einer sollt lehren ein Ding, das Leib und Leben berührt, und dasselbig nicht aus der rechten Lehre, sondern aus einem Irrgang, der nicht also ist, als sie fürgeben – und dann die curam darauf setzen, bauen, und aus derselbigen erdichteten Phantasei praktizieren. Ist aber der Anfang irrig, wieviel mehr das Mittel, wieviel mehr das Ende!" (XI, 218). Sie sind einfach nicht zu trennen, die Prinzipien des theoretischen Denkens und des praktischen Handelns. Daher der Schluß: „Wohl dem, der dem Labyrinth nit nachgehet, sondern der Ordnung des Lichts der Natur: die ist Arznei und der Arzt" (XI, 219).

Nur so bildet der Arzt das Zentrum und jenen „Punkt des Zirkels, da alle Linien durchgehen und dann daraus gehen" (VIII, 326) – ein großartiger Anspruch an den Arzt, den Zeugen der großen und kleinen Szenen des Lebens. Jetzt erst verstehen wir, warum PARACELSUS aus dieser seiner Ärztlichen Anthropologie nun völlig konsequent auch noch den atemberaubenden Schluß zieht, die Medizin sei der Eckstein der Universität.

III. Die Medizin als Eckstein der Universität

Vorbemerkung

Bei PARACELSUS finden wir ein letztes Mal in der Geschichte der Medizin die Ausweitung des anthropologischen Konzeptes auf die Umwelt und Mitwelt und damit auch zum ersten Male eine wahrhaftig ökologisch orientierte Heilkunde –: eine Umwelt-Medizin, eine wirkliche Heil-Kunde, die abschließend noch einmal exemplifiziert sein sollte am Paracelsischen System der Therapeutik. Die Tüchtigkeit eines Arztes ist darin zu sehen, daß er mit der ihm vorgegebenen Leiblichkeit mehr erfaßt als nur jene Körperlichkeit, die der Anatom zu sehen bekommt, daß er im Menschen mehr begreift als eine Verbindung von Leib und Seele. Er hat vielmehr den Realzusammenhang aller Phänomene am Menschen zu begreifen und damit „die ganze Religion aller Kreaturen" (XII, 240).

Mit einer solchen Ordnung erst wird er die Philosophie übersetzen können in die Praktik und damit jene Bereiche des Denkens und Handelns, die in sich unlöslich scheinen. Was GOETHE später als das „gegenständliche Denken" bezeichnen sollte, das hatte PARACELSUS auf die Formel vom „augenscheinlichen Verstand" gebracht, der allein den Arzt in der Theorie unterrichtet und der für seine Praxis die Hand führt. Denn hinter diesem Arzt steht die Natur; die ist der Komponist und nicht der Arzt (VIII, 85). Diese Natur hat ihre Arcana gewaltig gesetzt und das zusammen komponiert, was da zusammen gehört.

Mit diesen Säulen, die in ihrem therapeutischen Prinzip erst die Einheit des ärztlichen Denkens, Wissens und Handelns bilden, verstehen wir nun auch die Beschlußrede des PARACELSUS zu seinem „Labyrinthus medicorum errantium", wo es heißt: „Wohl dem, der dem Labyrinth nit nachgehet, sondern der Ordnung des Lichts der Natur: die ist Arznei und der Arzt" (XI, 219).

Damit haben wir die Einheit des ärztlichen Denkens, Wissens und Handelns: „Philosophie, Astronomie und Medizin – das sind nicht drei Künste, sondern eine. Einen Mann geben sie, nicht drei! Drum, der in einem stehet allein, der ist leer und närrisch." Der Arzt muß daher den universalischen Gang durch den Leib nehmen, „zu gleicherweise wie die Sonne die ganze Welt überscheinet und alle Äcker, Felder und Wiesen, Berg und was darauf begriffen wird . . . und bekommt allen Kreaturen wohl, also daß sich alles ob ihr erfreuet". Und wie ein Sonnentag der Balsam aller Gewächse ist, so soll nun auch die Arznei sein. „Im Leib ist der Archaeus, welcher der Krankheit ihre Bosheit nimmt." „Und so ist die Arznei im Leibe wie die Sonne auf der Erde" (VII, 268). Auf diese Weise hat Gott sichtbarlich angezeigt, was am Leibe not ist zu wissen. Er legt den ganzen Himmel offen dar für die Augen des Arztes, „auf daß er in ihm in die Schule gehe".

Mit diesen vier Säulen bildet der Arzt nun das Zentrum und jenen „Punkt des Zirkels, da alle Linien durchgehen und dann daraus gehen" (VIII, 326). Und auch diesen letzten Gedankengang sollten wir noch begleiten, wenn PARACELSUS aus dieser seiner Anthropologie nun den Schluß zieht, die Medizin sei der Eckstein der Universität – und diese seine so kühne These dann auch wie folgt zu begründen sucht: Der gebildete Arzt ist der Fachmann für den Menschen; er hat den anderen den Eckstein zu legen. Dann erst kommt der Theologe, der um den Leib wissen soll, ehe er ihn zum Teufel verdammt. Danach der Jurist, der solch edle Kreatur nicht wie eine Sau behandeln und wie ein Kalb beurteilen sollte. Und auch der praktische Arzt soll den Menschen nicht wie ein Vieh an die Fleischbank liefern, sondern das Bildnis im Menschen bedenken, sein Urbild im Licht der Natur, seine Bildung zum Heil (XII, 32).

Mit anderen Worten: Die Geheimnisse der Natur sollte man zunächst einmal kennenlernen, um zu wissen, was Gott ist, was die Welt bedeutet, was der Mensch sei. „Daraus dann entspringt, was Theologia sei, was Jus sei, was Rhetorica sei, wie allein die Mysteria der Natur das Leben des Menschen seien, und daraus zu wissen und dem nachzufolgen, dadurch Gott und das ewige Gut mag erkannt und erlangt werden" (III, 94). Und wiederum mit anderen Worten: „Aus der Theologie wird kein Arzt gegeben (denn was sich seelt, das leibt sich nit), denn zweierlei Subjekt entsetzen den Mann. Aus den Juristen entspringt auch kein guter Arzt; denn einer traktiert der Zungen Art, der andere, was dem andern nit beliebt. Aus der aristotelischen Philosophei ist auch keine Gebärung eines Arztes; denn sie erkennen sich selbst nit. Der Poeten Art duldet keinen Arzt. Aus Handwerksleuten werden sie gar faul, aus den Müßiggehenden gar zu liederlich" (VI, 176).

Der Arzt als „Vater der Philosophie"

Gehen wir dem Verhältnis der Medizin zu den übrigen Fakultäten im einzelnen nach, so finden wir zunächst den Arzt als Philosophen, mehr noch: als „Vater der Philosophie".

Die Theorie der Heilkunst geht weder von einer pragmatischen Empirie aus, noch von einer dogmatischen Schulrichtung: Sie fundiert auf der Philosophie, die allein den Arzt macht. Eine solche Philosophie aber beruft sich weder auf die Natur noch auf den Geist oder die Gesellschaft; sie baut aus dem „Licht der Natur" den „Kosmos Mensch", das volle und großzügig gegliederte Universum eines leibhaftigen Endokosmos. Astronomie, Philosophie, Medizin, sie machen einen dreifachen Medikus aus! In summa aber sind es nicht drei Künste, sondern eine, „einen Mann geben sie, nicht drei! Darum der in einem stehet allein, der ist leer und närrisch" (IX, 565).

Philosophie und Astronomie stehen nicht als besondere Bereiche gegen- oder auch nur nebeneinander; sie bilden vielmehr einen inneren Zusammenhang im Anthropologischen. Gerade weil der Mensch „aus der Erden" ist, „darum so ist er des Himmels gewärtig" (I, 26). Die Vergegenwärtigung dieser doppelten Komponente aber wird nirgendwo augenfälliger zu erfahren sein als in jener Handhabung des „elementaren" wie des „siderischen" Leibes, wie er mit dem ärztlichen Eingriff in die natürlichen Zustände und ihren zeitlichen Ablauf nun einmal gegeben ist.

Nur von daher versteht man auch den selbstverständlichen Anspruch: Der Arzt soll der Vater der Philosophie sein, weil seine Heilkunde die reichere und konkretere Wissenschaft ist, die immer nur aus ihrer anthropologischen Verbindlichkeit lebendig bleibt: „Denn was ist das Ende der Philosophei und Astronomei als der Mensch? So nun der Mensch nit im Wissen ist, so sind genannte Künste tot" (VIII, 103). Und auch hieraus nur wieder der Schluß: „So ist uns der äußere Himmel ein Wegweiser des innern Himmels. Wer will denn ein Arzt sein, der den äußeren Himmel nit erkennt?" (VIII, 97). Aus dem äußeren Himmel muß der Arzt den inneren einsehen, um daraus auch für seinen Kranken zu bilden das „innere Firmament"!

Hatte in der Scholastik die Philosophie die weltimmanenten Zusammenhänge erklärt und alle profanen Wissenschaften verkörpert, so tritt jetzt die Heilkunde als das Wissen um den Menschen und seine Wohlfahrt in den Vordergrund. Die Medizin weiß um des Menschen Not und kann sie wenden; sie wird zur obersten Wissenschaft von der Welt und vom Menschen.

Dieses so ausgewogene wie konkret durchstrukturierte Programm von der Bildung eines Arztes, der Fachmann ist für die Not und zugleich der Not-Wender, hat nur eine kurze Blüte erlebt. Auf sicheren Säulen errichtet, sollte diese Heilkunst Richtschnur und Maßstab bilden für alle übrigen Fakultäten. Als Eckstein der Universität sollte sie zur Elementarwissenschaft eines jeden gebildeten Menschen werden. Es ist nunmehr der philosophisch gebildete Arzt, der alle Fakultäten einbeschließt und der sogar den „Schlüssel zum Reiche Gottes" trägt, von dem der Weg und die Wahrheit ausgeht und in dem der Segen und das Licht der Welt liegt. Er ist der Hirt und der Wirt unseres leibhaftigen Lebens, der Wender und Wandler leibhaftiger Not. „Dieweil nun der Arzt so hoch und fest angesehen sein soll, gegründet auf solche starken Gründe und Fundamente, ... also daß Gott durch ihn wirket und will ihn haben, so soll er da auch tragen das Lob und das Leid der Arznei" (VIII, 219).

„Nach ihm kommt der Theologe"

Immer wieder werden von PARACELSUS die verschiedenen Fakultäten gegeneinander ausgespielt und zum Vergleich herangezogen, damit die Unterschiede und eine Rangfolge ganz klar gestellt werden. Ein Theologe – das steht für PARACELSUS fest – taugt nicht viel, wenn er der Natur unkundig ist. Zu sehr hängen Leib und Seele zusammen, „und einer muß den Zugang zum anderen eröffnen". Zwar möchte uns der Theologe manchmal recht aufdringlich klarlegen, womit der Mensch gefangen liege; aber das sei keine begründete Rede! „Denn es steht keinem Theologen zu, in solchen Dingen zu reden, es wäre denn der Theologus geboren aus dem Arzte" (VIII, 273).

Die „unwissende Grobheit der Theologen" springt uns ja alle Tage geradezu ins Auge! Obschon sie nicht das Mindeste vom Menschen verstanden haben, machen sie großartige Auslegungen von Gott und der Welt! Wie sollte ein Mensch auch rein aus sich selber wissen, wie Der es wirklich gemeint hat, der das alles gegeben: „Sie aber renken und zerren Seine Wörter nach ihrer Hoffahrt und Geizigkeit, daraus viel Beschiß entstanden ist" (III, 94).

Daß wir in der äußeren Natur die Wunder der Welt begreifen und gleicherweise die großen Geheimnisse, die im Menschen liegen, das - sagt Paracelsus - geschieht nicht ihm zu Gefallen, sondern uns allen und den Kranken zu Nutzen und in allem Gott zum Lob! „Denn wer ist je gewesen, der sich den Menschen als einen Menschen fürgenommen? Es sind an ihm erblindet alle Fakultäten: Niemand kennt ihn recht! Daraus entspringt nur Verderben. Fürwahr, es würden die Theologen kleinlaut sein, so sie Arzt würden mit solchem Verstand! Und auch die Juristen, sie würden ihre Klugheit wohl anders sehen, so es aus ihnen allein heraus wüchse, und andere dergleichen. Das macht alles, daß der Mensch fürgenommen wird, und niemand will ihn doch recht erkennen" (VIII, 90).

Von einer Philosophischen oder gar Theologischen Anthropologie, geschweige einer Menschenlehre der Juristen, kann keine Rede sein, ehe nicht der Arzt den Grund und seinen Eckstein gelegt hat. Das anthropologische Moment ist das Zentrum einer jeden sinnvollen Existenz; es soll auch das Kriterium sein für alle Bildung der Welt und des Menschen.

Der Juristen eigenes Gutdünken

Besonders streng ist Paracelsus mit den Juristen ins Gericht gegangen, jenen Rechtsgelehrten, die immer nur nach ihrem eigenen Gutdünken Gesetz und Ordnung traktieren, wodurch der gemeine Nutzen nur zu oft geblendet wird. Solcherlei Geschwätz und formalistischen Tand sollte man hingehen lassen bis auf seine Zeit. Sie reden von Gottes Wollen, als ob sie in seinem Rate säßen. Dabei entziehen sie uns doch nur die Geheimnisse der Natur mit ihrem leeren Geschrei, so sehr sie sich auch gebärden, als würde, wo sie nicht wären, der Himmel einstürzen und die Erde zerbrechen (III, 95).

Kommt nämlich der Mensch einmal wirklich in Not, da wird man bald schon spüren, wie wenig Glauben und Vertrauen man den Professoren der Heiligen Schrift, der Juristerei, der Poeterei, der Historie oder der Philosophie schenken kann, wie wenig auch den üblichen Ärzten unserer Zeit! „Denn diese alle sind Vergifter und Verführer der wahrhaftigen Arznei und Abwender der Wahrheit und Verzweifler an den Geschöpfen Gottes." Sie alle lassen sich doch nicht zu Herzen gehen die armen Kranken, und das Geld gilt ihnen mehr als die Barmherzigkeit (VIII, 273). Und wenn auch die Juristen noch so sehr versuchen, „den Strafen Gottes auf den Grund" zu kommen, so geschieht das doch ohne jede Begründung. Den „Grund" kennt nur der Arzt, da er den Menschen als „die kleine Welt" begreift (VIII, 273).

Der Arzt und die Praktiker

Und noch ein letztes Mal wird diese Sonderstellung des Arztes innerhalb der menschlichen Gesellschaft und gegenüber allen anderen Fakultäten beansprucht, bei der Konfrontation nämlich mit den praktizierenden Ärzten seiner

Zeit. „Auch der Arzt soll diesen Anfang wissen: auf daß er den Menschen nit wie ein Vieh an die Fleischbank gebe, sondern bedenke das göttliche Bildnis, um recht mit der Arznei zu verfahren. Denn so man weiß, wie der Mensch gemacht ist, so weiß man auch zu erkennen, was für ein Wesen er hat und welche Eigenschaft und wie das alles ist, woraus er gemacht ist." Dann erst kennt man seinen Adel, versteht seine Sonderstellung: und gerade das soll ein Arzt am ehesten wissen (XII, 32).

Es ist sicherlich kein Zufall, daß der Arzt alle Disziplinen in seiner Wissenschaft vereint, weshalb Gott ihn auch haben will „über aller anderer Menschen Verstand und so hoch, daß er keinem Menschen unter seiner Vernunft zu urteilen stehen soll" (VII, 275). Nur aus diesem seinem integrierenden Amte heraus ist zu verstehen, daß Gott den Arzt „unter allen Künsten und Fakultäten der Menschen am liebsten hat" (VIII, 205).

Als eine „besondere Person" hat er auch „besondere Werke" zu vollbringen. „Wie wollten und sollten wir von der edlen Philosophia und Medicina lassen, dieweil die Natur also wunderbarliche Experimente gibt, die allen anderen Fakultäten mangeln und diese mit Sophistereien zufrieden sein müssen?" (III, 126). Darum dürfen wir auch mit gutem Grund die Medizin herausstellen und ihre „Experienz", damit wir endlich wirklich wissen und sehen, wirklich, das heißt „mit unseren Augen" (III, 95).

Das große Leid der Welt zu ergründen und die Not zu wenden, das steht niemandem zu als dem Arzt. Des Arztes Werk kann nicht von fachlichen oder gar juristischen Kriterien aus beurteilt werden: „Ihn sollen nicht kennen in seinen Werken die Naturforscher (naturales), auch nicht die Juristen (legis periti), auch nicht der gemeine Verstand" (VII, 274). Den Arzt haben nicht zu kümmern die „poetischen Ärzte", die „rhetorischen Rezeptschreiber", die „nebulonischen Präparierer" (XI, 126). Mit der Zeit werde man ihrer schon müde werden; nicht müde werden aber wird der Arzt auf seinem Weg, der auf Grund steht und um Ziele weiß, der dementsprechend nur unterwegs seinen Sinn erfahren kann.

Die Medizin im Streit der Fakultäten

Die Rangordnung der Medizin im Streit der Fakultäten war seit Jahrhunderten zu einem Zentralthema der Scholastiker geworden. Die Philosophie hatte auf der Basis der alten „Sieben freien Künste", der „Artes liberales", auch in der Ausbildung zum Arzte das Fundament zu legen. Die Theologie galt unbestritten als eine alle Fakultäten verpflichtende Autorität. Umso mehr waren es die Rechtsgelehrten, die den Medizinern den Rang ablaufen wollten.

In einem eigenen Traktat stellte GIOVANNI DA IMOLA die Frage, ob die Rechtswissenschaft nicht vornehmer sei als die medizinische Kunst. Für ihn war es selbstverständlich, daß diejenige Wissenschaft Vorrang habe, die den Menschen ehrwürdiger mache. Dies macht nun die Medizin freilich nicht, wenngleich humanistische Ärzte – wie etwa NICCOLETTO VERNIA aus Padua – darauf hinweisen konnten, daß die Lebenserhaltung erst eine schöpferische Tätigkeit oder auch nur humane Lebenshaltung möglich mache.

Im Hintergrund dieser Auseinandersetzungen stand der alte Methodenstreit des Abendlandes, ob man den Universalien mehr Realität zusprechen solle oder aber den Einzeldingen, der Sache des Nominalismus, ob das aktive und konkrete Leben einem Menschen gemäß sei oder aber ein theoretischer, kontemplativer Lebensstil, ob es sich kämpferisch einzugreifen lohne oder ob man in stummer Weltverachtung das Ganze nur wie ein Schauspiel um Leben und Tod vor seinem Geiste vorüberziehen lassen solle.

COLUCCI SALUTATI hat damals eingegriffen mit jenen alten Argumenten gegen die Ärzte, die seit PETRARCA nicht mehr aus der Literatur verschwunden sind. FRANCESCO PETRARCA (1304–1374) hatte seinen Zeitgenossen das kümmerliche Tun der Ärzte vor Augen geführt: Nur um den Leib kümmern sich diese miserablen Handwerker, und selbst dieses Pflegen des Leibes verstehen sie nicht recht. Sie machen Sophistik, statt zu kurieren. Sie treiben mit ihrer Harnschau, ihrer Astrologie und Alchimie nur trübe Spielereien für Phantasten.

Dem schwer erkrankten Papst CLEMENS VI. wußte dieser PETRARCA beizubringen, daß er bei all seinem Vertrauen zu den Ärzten nur übel beraten sei: „Ich weiß, daß Euer Bett von Doktoren belagert ist, und dies erfüllt mich natürlich mit Sorge. Ihre Meinungen stimmen nie überein, und wenn einer nichts Neues zu sagen hat und darin hinter den anderen zurückbleibt, schämt er sich darüber. Wie Plinius sagte: Sie setzen unser Leben aufs Spiel, um sich wegen einer neuen Behandlungsmethode einen Namen zu machen. In ihrem Handwerk genügt es – im Unterschied zu anderen Gewerben –, ein Arzt zu heißen, um unbeschränktes Vertrauen zu genießen. Und doch birgt ein ärztlicher Irrtum mehr Gefahren in sich als jeder andere. Nur die Hoffnung auf Genesung hindert uns daran, uns darüber klar zu werden. Sie lernen ihr Handwerk auf unsere Kosten, und sogar unser Tod verschafft ihnen Erfahrung. Der Arzt allein hat das Recht, ungestraft zu töten. O Heiliger Vater, betrachte sie als eine Schar von Feinden. Gedenket der Inschrift, die ein Unglücklicher auf seinen Grabstein setzen ließ: Ich starb an zu vielen Ärzten!"

Auf der gleichen Leier sollte später RABELAIS spielen, wenn auch eine Tonart leichter, wenn auch derber und drastischer. FRANÇOIS RABELAIS (gest. 1553), „weiland Arznei-Doktor und später Pfarrer zu Meudon", studierte 1530 an der Medizinschule zu Montpellier, erwarb dort 1537 den Doktor der Medizin, war Stadtarzt in Metz, um dann seiner Pfarrei in Meudon vorzustehen. Hohn und Spott hat er getrieben mit dieser altertümlichen Figur eines Heilkünstlers, der – angetan mit den Etiketten eines HIPPOKRATES und aufgeputzt mit bombastischem Pomp – sein Stück aufführt, „gleich als ob ihm die Rolle des Liebhabers oder Werbers in einem zierlichen Schauspiel zufiele, oder als müßte er gegen einen mächtigen Widersacher in die Schranken treten". So habe schon HIPPOKRATES die Heilkunst mit einem Wettkampf oder einer Komödie verglichen, in dem die drei allein eine Rolle spielen: der Kranke, die Krankheit, der Arzt!

Gegen diesen antiquierten scholastischen Zauber sehen wir nun PARACELSUS zu Felde ziehen, um noch einmal die Position der Medizin zu begründen: Was der Mensch braucht – und wie sehr erst der Arzt –, das ist „die Erfahrenheit von Jugend auf bis in das Alter und gar nahe bis in den Tod. Nicht zehen Stund bleibt einer ungelernt" (VIII, 214). Alle Naturreiche sollen zur Lehre dienen und alle Kunstreiche. „Auf solchen Dingen steht der Grund der Arznei, auf daß ein

Arzt soll solcher Dinge Wissen haben. Denn mehr ist an einem Arzte gelegen denn an anderen Fakultäten, mehr an einem Arzt, denn an anderen Dingen dergleichen. So also mehr an ihm gelegen ist, mehr ist er auch, mehr soll er auch sein, mehr soll er auch wissen. Denn er soll ein Vater der Philosophie und Astronomie sein" (VIII, 216).

Zusammenfassung

Mit dem „Haus der Medizin", gegründet auf jenen „vier Säulen", welche die Medizin zum „Eckstein der Universität" zu machen versuchten, ist sicherlich ein utopisches Programm entworfen, das mir jedoch wesentliche Prinzipien zu setzen scheint, die weiterlaufen über die Heiltechnik der Jahrhunderte und auch unserer Zeit hinaus bis nahe an die Medizin des Jahres 2000.

Diese Aktualität kommt nicht von ungefähr: PARACELSUS sieht alles Tun des Arztes „gerichtet in die Welt gleich einem Schiff auf dem Meer, das keine bleibende Statt hat, sondern durch den Schiffmann geführt wird nach dem, was ihm begegnet, nit nach dem gestrigen Wind, sondern nach dem heutigen" (VII, 148).

Bei aller Vielfalt der Aspekte und in aller Widersprüchlichkeit der Interessen an PARACELSUS kann doch von diesem Anspruch nicht gelassen werden: PARACELSUS ist in erster Linie der Arzt, so sehr in ihm auch der Reformer und der Polemiker, der Pansophist und der Kämpfer gegen seine Zeit zum Durchbruch kamen. Als Arzt aber vertritt PARACELSUS keine Medizin der Traditionen und keine Heilkunst der Sekten und schon gar nicht den akademischen Mischmasch zwischen den Fakultäten: Seine Medizin beruht vielmehr auf einer klaren, eindeutigen Theorie.

Diese Theorie der Heilkunst geht weder von einer pragmatischen Empirie aus, noch von einer dogmatischen Schulrichtung: Sie basiert auf der Philosophie, die allein den Arzt macht. Mit diesem Ausgangspunkt kann PARACELSUS nun an die Öffentlichkeit treten, um zum schärfsten Kritiker seiner Zeit zu werden. „Was nützt es euch Ärzten, daß ihr euch befleißiget viel rhetorischen Geschwätzes, das noch keinen Arzt macht, sondern ihn zerbricht? Was sucht ihr in der Logik und Dialektik, die alle dem Arzte zuwider sind und eine Hinderung des Lichts der Natur." Das ist wohl eine eindeutige Absage an das Bildungssystem der Artes liberales, das immerhin ein Jahrtausend die abendländische Medizin informiert hatte. PARACELSUS hingegen fordert ein adäquates, zeitgemäßeres, ein universales Konzept: Die Medizin wird im wahrsten Sinne des Wortes zum Eckpfeiler der Universität.

Die Geheimnisse der Natur sollte man daher zunächst einmal kennenlernen, um zu wissen, was Gott ist, was die Welt bedeutet, was der Mensch sei. „Daraus dann entspringt, was Theologia sei, was Jus sei, was Rhetorica sei, wie allein die Mysteria der Natur das Leben des Menschen seien, und daraus zu wissen und dem nachzufolgen, dadurch Gott und das ewige Gut mag erkannt und erlangt werden" (III, 94). Und wiederum mit anderen Worten: „Aus der Theologie wird kein Arzt gegeben (denn was sich seelt, das leibt sich nit), denn zweierlei Subjekt entsetzen den Mann. Aus den Juristen entspringt auch kein guter Arzt; denn einer traktiert der Zungen Art, der andere, was dem andern nit blieb. Aus der aristotelischen Philosophei ist auch keine Gebärung eines Arztes; denn sie erkennen sich selbst nit. Der Poeten Art duldet keinen Arzt. Aus Handwerksleuten werden sie gar zu faul, aus den Müßiggehenden gar zu liederlich" (VI, 176).

Dieses so ausgewogene wie konkret durchstrukturierte Programm von der Bildung eines Arztes, der Fachmann ist für die Not und zugleich der Not-Wender, hat nur eine kurze Blüte erlebt. Auf sicheren Säulen errichtet, sollte diese Heilkunst Richtschnur und Maßstab bilden für alle übrigen Fakultäten. Als Eckstein der Universität sollte sie zur Elementarwissenschaft eines jeden gebildeten Menschen werden. Als Moderator der Welt aber hat dieser Arzt schon bald sein Maß verloren und sich zum Richter der Staatsordnung und zum Priester der humanen Kirche gemacht. Auf ihrem Wege zur Weltmedizin ist die Heilkunst zur Chimäre der Zukunft geworden. Und so konnte dieses Bildungsprogramm keine reifen Früchte erbringen. Die pragmatischen Hochschulen der Aufklärung wollten „gute Ärzte des Landes" produzieren, und das HUMBOLDT'sche Idol einer „Bildung durch Wissenschaft" zeitigte lediglich den ärztlichen Akademiker, den guten Staatsdiener in einem braven Kulturstaat. Nach dem Untergang der Universität beschränkt sich unsere neue Approbationsordnung auf den unverbindlichen Begriff eines Basisarztes, auf den unspezialisierten multipotenten Embryodoktor, dem verantwortlich zu handeln und die Not zu wenden gar nicht mehr zugemutet wird.

Ausblick

Wir stehen am Ende einer langen Wanderung durch eine uns fremdartig erscheinende Welt am Übergang zwischen Mittelalter und Neuzeit, die uns doch wieder von ihrer existentiellen Thematik her so vertraut scheint, und wir sollten abschließend noch einmal einen kurzen Rückblick und auch Ausblick nehmen, um diesen historischen Zeitpunkt konkreter und auch kritischer zu fassen.

Fragen wir uns abschließend, wie denn nun der uns versprochene Weg aus dem Labyrinth zu bewerten sei, so finden wir immer das gleiche Bildungsprinzip und denselben Bildungsprozeß, jenes grandiose Bildungsprogramm auch, wie es in den zeitgenössischen Alchimisten am Werke war: im Vulcanus da draußen und im Archaeus hier drinnen. Dieses alchymische Denken verweist uns – über die Jahrtausende hinweg – auf ein geschlossenes geistiges Kontinuum, das zwischen der archaischen Welt und einer Tradierung im Mittelalter, zwischen den chemischen Pionierleistungen und einer technologischen Perfektion immer nur neue Transmutationen und Transfigurationen erkennen läßt. Die Alchimie wäre demnach alles andere als die embryonale Form einer modernen Chemie!

Wenn PARACELSUS von seiner Alchimia erwartet, daß sie das Unnütze vom Nützen tut, um alles stoffliche Substrat „in seine letzte Materia und in ihr Wesen" (XI, 189) zu bringen, dann steckt dahinter nichts Geringeres als eine geschlossene Philosophie der Technik, mehr noch: eine in der Neuzeit unvergleichlich überzeugende Apologetik auch des technologischen Denkens. Und wie der Arzt es versteht, alle leiblichen Gebrechen über die planvolle Wiederherstellung der „compositio humana" in Gesundheit umzuwandeln, aus dem Stückwerk seiner gebrechlichen Existenz in jene „integritas" einer heilen Ordnung des Lebensganzen, die Paracelsus mit „Gesundheit und Gänze" umschrieben hat, so wird sich auch eine wahrhafte Heilkunst einfach nicht mit dem primitiven Stückwerk der Heiltechnik begnügen können: Heilkunde und Lebenskunst treten vielmehr – wie in den klassischen Gesundheitslehren – in einen brüderlichen Verbund. Kultur wird wiederum – als Stilisierung der „res non naturales" – ein integrierendes Element aller Natur des Menschen samt seiner Umwelt und seiner Mitwelt. Diese Art von Philosophie war es – und nicht der neuplatonische Flitterkram und das gnostische Panoptikum der Paracelsisten –, die THEOPHRASTUS VON HOHENHEIM wieder in die Medizin einzuführen gedachte. „Drum ist die Philosophie nichts anderes als allein das Ganze zu wissen und eine Erkenntnis des Dinges, das den Glanz im Spiegel gibt" (VIII, 72).

Den „Glanz im Spiegel" allein haben wir zu sehen. Wir sind und bleiben der Natur getreue Arbeiter, im „labor sophiae", um das zu tun, „das Gott in sie gegeben, gelegt und geschaffen hat" (XII, 53).

Aus der Physis, der großen wie der kleinen Welt, erfahren wir, wie alles lebt und wirkt in vieltausenderlei Gestalten (XII, 372), auch die Handwerke blühn und tausende Künste: „Also triumphiert der Geist Gottes auf Erden unter den Menschen" (II/I, 145). Der Mensch erfreut sich im Licht der Natur (XII, 11) und staunt und verwundert sich (XII, 126): er spielt in der Natur (XII, 254). In ihm blüht auf alle Welt aus Gottes Wunderwerken! Aber auch die Krankheiten und alle Arzneien sind mit einbezogen in dieses Spielen im Lichte der Natur, und auch sie sind lauter Lob vor Gott. Nichts darf feiern in diesem Natur-Spiel, ehe denn angebrochen ist die „güldene Welt", die wir bereiten und zu kultivieren haben.

Und wie Gott die Zerbrechlichkeit der Dinge in der großen Welt arzneiet, also hat Gott auch dem irdischen Arzte zu wenden befohlen, zu reinigen, „aus welcher Reinigung der Mensch unzerbrechlich wie Gold wird, ohne welche Reinigung aber nichts bei solchen Menschen ist denn die tägliche Zerbrechung. Diese Reinigung ist ein Werk wie das Feuer" (VII, 273), sie ist das „opus magnum" der Kunst.

Den universellen Kulturauftrag des Arztes an unserer Welt hat PARACELSUS auf die Formel gebracht: Der Himmel solle sich in uns leiben! Von Berufs wegen weiß ein Arzt den Eingang des Himmels in uns, weil er Bescheid weiß um alle Geheimnisse einer solchen Verleiblichung. „Das ist ein Arzt, der da weiß zu helfen." Das allein auch ist ein therapeutisches Programm, das in die Zukunft weist: „Ich werde grünen, so ihr werdet des dürren Feigenbaums Fluch tragen. Denn die Axt liegt am Baum. Der Himmel mag nimmer sein eigen Übel sehen, er wird seine Astronomos machen und die Erde ihre Philosophos und das Licht der Natur seine Alchimisten" (VIII, 41). Mit dem Alchimisten erst kommt der „labor sophiae" zu seiner edelsten Wirkung. Hier liegt die eigentliche Arbeit am Stein der Weisen!

Wir sind und bleiben nun einmal der Natur Arbeiter, im labor sophiae, um das zu tun, „das Gott in sie gegeben, gelegt und geschaffen hat" (XII, 53). Zur Bildung der Erde sind wir berufen, wie es bei NOVALIS heißen wird. Leiblichkeit ist das Ende der Werke Gottes, wie es vom Ziel her OETINGER wußte. Der Mensch ist nicht nur das Zentrum der Schöpfung, sondern auch das aktive Endglied jenes anhaltenden Schöpfungsprozesses, der die Wunder der Welt erst an den Tag bringt. Das muß der Mensch nicht nur begreifen, er muß es auch bewirken. Denn: „Gott hat Händ und Füß im Wort, der Mensch an den Gliedmaßen" seines Leibes!

Der Sinn der sinnlichen Bindung, er liegt allein in dieser leibhaftigen Bildung der Welt. Dermaßen ward der Mensch „in die Gestalt geschaffen, daß alle magnalia naturae durch ihn sichtiglich geschehen mögen" (XII, 57). Alle natürlichen Mysterien der Schöpfung wollen offenbart werden, „welches ohne den Menschen nit hätt' mögen geschehen. Und Gott will, daß die Dinge sichtbar werden, die unsichtbar sind. Solches soll ihm der Mensch hoch und wohl vornehmen, weil Gott ihn darum geschaffen hat" (XII, 59).

Der Versuch des PARACELSUS indes, auch der Medizin in der Wissenschaftssystematik des Studium generale einen theoretischen Standort und damit auch ein apologetisches Fundament zu sichern, muß als gescheitert angesehen werden. Die Medizin konnte nicht zum „Eckstein der Universität" werden. Während der Arzt als der Moderator des labilen Gleichgewichts noch bei ISIDOR VON SEVILLA nicht nur sein therapeutisches Stimulans, sondern auch ein deontologisches Regulans fand, hat er mit der Entfaltung der Wissenschaften immer mehr dieses Maß verloren. Im Zuge der modernen Aufklärung haben Ärzte sich mehr und mehr zu Richtern der Staatsordnung, zu Ökonomen der Wirtschaft und schließlich zu Priestern einer humanitären Kirche machen lassen, um in unserem Jahrhundert eine radikale Entmythologisierung zu erleben und gerade damit abermals einer Ideologisierung preisgegeben zu sein.

Beim Durchgang durch diese Schichten der Neuzeit, des 17. und 18. Jahrhunderts vor allem, treffen wir auf das „neue Organon" eines FRANCIS BACON, den methodischen Dualismus nach DESCARTES, die Grundlegung des anatomischen Zeitalters (VESAL, HARVEY, MORGAGNI) und schließlich die Reduktion des naturwissenschaftlichen Modelldenkens. Die morphologischen, physiologischen und pathologischen Entdeckungen der frühen Neuzeit, sie haben zwischen dem 17. und dem 19. Jahrhundert unserem Wissen vom Menschen sicherlich immer neue Materialien zugeliefert.

In der „Anthropometria" von JOHANNES SIGISMUND ELSHOLTZ (1663) wird der menschliche Leib nicht nur genauestens vermessen, sondern auch physiognomisch ausgedeutet. Der Mensch ist zum „Anthropometron", zum Richtmaß für die Welt, geworden. Unter der Ägide der iatrophysikalischen Denkweise, bei ALFONSO BORELLI (1685) etwa oder THEODOR CRAANEN (1689), kommt es zu einer ausgesprochenen „Physischen Anthropologie" (ITH, 1739). Hinzu traten neue empirisch ausgerichtete Forschungsrichtungen wie die Vergleichende Anthropometrie bei JOHANN FRIEDRICH BLUMENBACH (1775) oder die Kraniologie und Kraniometrie (nach CARUS und GALL).

Es ist dieses mechanistische Denken einer Medizin als Körperwissenschaft, dem wir zweifellos alle Errungenschaften der modernen Heiltechnik zu verdanken haben. Die Physiologie bediente sich nur noch einer immer exakter werdenden Morphologie und baute mit den Methoden der Physik und Chemie eine experimentell fundierte Funktionslehre auf. Die Pathologie wußte das immer stringenter werdende anatomische Denken zu verknüpfen mit einer immer feiner sich differenzierenden Zelltheorie, und sie schuf damit erst - neben Asepsis und Anästhesie - die Voraussetzung für die Erfolge der operativen Disziplinen.

Unmittelbar damit verbunden war der Ausbau einer neuen Ausbildungsordnung für Ärzte, die auch heute noch das Curriculum ebenso beflügelt wie belastet. Bis zum Jahre 1860 hatten alle Ärzte ein „tentamen philosophicum" abzulegen, eine Prüfung über die „sapientia saecularis", die Gegenstände der „Weltweisheit". Seit den siebziger Jahren des vorigen Jahrhunderts erst unterwerfen sich die Mediziner dem „tentamen physicum", einer Prüfung über die „scientia naturalis", eine - in der Medizin jedenfalls - immer weicher werdende Naturwissenschaft.

Das „Opus magnum", es ist ersetzt worden durch die „Arbeit an der Natur", jenes Idol der Naturforscher des 19. Jahrhunderts, das unsere Welt der Technik zu schaffen vermochte. Damit einhergegangen sind freilich auch die großen ökologischen Gleichgewichtsverluste, die nicht mehr von der Natur aufgefangen werden konnten, vielmehr den Hermetismus einer künstlichen Technokratie nach sich ziehen mußten. Die Evolution der Jahrmillionen scheint abgebrochen; der natürlichen „vis a tergo" wird sich der moderne Techniker nicht mehr zu bedienen wissen; er muß in seinem „opus magnum" alles allein machen: den Stoff und den Plan, die Ressourcen und Energien, die Ausführung und das Ziel. Demgegenüber imponiert uns im Weltbild des PARACELSUS ein bei allem Geheimnisvollen ungemein konkretes Bild von der leibhaftigen Natur des Menschen.

PARACELSUS war sich darüber im klaren, daß diese seine Leibphilosophie herausfiel aus aller Tradition und querstand zu den Strömungen der Zeit. Er hat sich deutlich zu seinem Kosmos Anthropos mit aller Architektonik eines Endokosmos bekannt: „Und wenn ihr sprecht, ob ich mich unterstehen wolle, eine neue Philosophie zu machen? So sag ich ja und billig ja!" (VIII, 118).

Diese großzügige Architektonik, im vollen Kontext mit der Kultur jeder Epoche, durchstrukturiert mit allen Phänomenen der Natur, der Geschichte, der Gesellschaft, sie war schon von der Scholastik aufgegriffen worden, konnte sich jedoch nicht durchsetzen. Dabei hätte gerade hier die Heilkunde angesichts ihrer sachlichen Spannbreite und aus der synoptischen Intention einer „Summa medicinae" noch einmal die Möglichkeit gehabt, Ingrediens und Konstituens einer verbindlichen Lebenskultur zu werden, eines allgemeinen physiologischen Bildungsprozesses, wie er in der griechischen Paideia grundgelegt war, wie er in so eleganter Manier im Typus des arabischen Arztphilosophen realisiert schien und wie er jeder humanisierenden Lebensstilisierung selbstverständlich innewohnt. Daß die europäische Medizin diese Chance nicht zu nutzen verstand und somit nicht in die kulturellen Großräume des modernen Bewußtseins vorstoßen konnte, das lag nicht allein am Formalismus dieser Scholastik, sondern eher daran, daß sie die formale Durchdringung und Integration dieser Realien ebensowenig zu leisten vermochte, wie dies etwa auch unserem eigenen Zeitalter, bei all seiner Kunst und Wissenschaft, angesichts der Phänomene der Technik und ihrer künstlichen Welten möglich scheint.

Ein derartig fundamentales Wissen um Lebendiges allein in leibhaftiger Gestalt, es findet sich vielleicht nur einmal noch wieder im Abendland, bei NOVALIS nämlich, dem das Äußere auch das Innere ist, genauer und paracelsisch: Das Äußere ist ein in Geheimzustand erhobenes Innere –, wie auch GOETHE noch so klar gewußt hat, daß „im Innern ist ein Universum auch"!

Dieser universelle Anspruch des Arztes an den Menschen, der hier bei PARACELSUS noch in voller Leidenschaft gestellt wird, er sollte in der Neuzeit von Generation zu Generation mehr verkümmern. Darüber können uns auch die atemberaubenden Fortschritte der Medizin nicht hinwegtäuschen, die aus der alten Heilkunde eine Technik der Biologie gemacht haben, eine erstaunlich hochspezialisierte Reparaturkunde. Man muß einmal, mitten in den Wirren dieses heillos aufgeklärten Humanismus, den vollblütigen Heilkünstler PARACELSUS gehört haben, wenn er kühn behauptet: „Der Arzt hat von dem Mahl gegessen, zu welchem Mahle die geladenen Gäste nicht kamen"! Wären sie nämlich gekommen zu dem Lebensmahle im Licht der Natur, und „hätten die Nüchternen einmal gekostet, alles verließen sie und setzten sich zu uns an den Tisch der Sehnsucht, der nie leer wird".

Und so ist es wohl auch kein Zufall, daß gerade NOVALIS im Aufgang der neuen Aufklärung der einzige gewesen zu sein scheint, der mit dem Menschen als der „Abbreviatur des Kosmos" und der Welt als einer „Elongatur des Menschen" das anthropologische Konzept des PARACELSUS verstanden hat (das er sicherlich gekannt hat), um nun – aber das kann nur noch angedeutet werden – in nahezu gleichlautender Sprache zu künden vom Geheimnis jenes Leibes, dessen aufreibende Gebrechlichkeit noch ein so deutliches Licht wirft auf die erhabene Personalität unseres Geistes. Wer sonst wie er hätte „des irdischen Leibes hohen Sinn erraten", er, dem „einst alles Leib" werden sollte, *ein* Leib in jener aufbereiteten Welt, von der PARACELSUS erwartet hat, daß darin alle Dinge „ad ultimam" gelangen: ausgereifte Glieder einer „güldenen Welt" im Licht der Natur!

Von der „güldenen Welt" ist in den letzten Schriften des Paracelsus immer wieder die Rede, einer Welt, in welcher „der Mensch in seinen rechten Verstand kommen" wird, um endlich „menschlich zu leben, nicht viehisch, nicht säuisch, nicht in der Spelunken" (II, 165). Angesprochen wird mehr und mehr „das andere Paradies dieser Welt, ein Paradies, in dem keine Krankheit wächst, keine Krankheit bleibt, kein giftiges Tier wohnet und noch eingehet, darin keine Gesundheit mehr zerbrochen wird" (III, 238).

Vom „Mai der großen Welt" ist hier die Rede, in welchem alles gesundet zum Salus einer blühenden Natur. „Alsdann ist die Stund' aus des Laufs der ersten Welt ... und wenn dann alle Farben und alle Sitten der Menschen aus sind und nichts Seltsames mehr mag werden, sondern Gleichnis sind, dann ist das rechte Alter aus" (I, 181).

Dann ist alle Zeit des Menschen ausgeblüht, aller Mai der großen Welt zur Frucht gekommen und die Stunde erfüllt. Bis dahin aber bleibt der Arzt das Vorbild für des Menschen „Opus", für seine Arbeit an der Natur. „Und selig, wer seine Stunde hat, darin zu arbeiten, der dabei mit Elend nit umfaßt wäre!" (IX, 63). Seine Welt ist die Not, gewiß, aber sein Amt auch die Wende der Not. Darin beschlossen liegt der ganze THEOPHRASTUS VON HOHENHEIM, der von sich selber bekennt – und das mag uns nachklingen wie ein Paracelsisches Testament (VIII, 321) –:

„Was ist aber, das den Medikus reut? Nichts!
Denn er hat sein' Tag vollbracht mit den Arcanis
und hat in Gott und der Natur gelebt
als ein gewaltiger Meister des irdischen Lichts!"

Literatur

Quellen

Bücher und Schriften des Philippi Theophrasti Bombast von Hohenheim, Paracelsi genannt. Hrsg. JOHANNES HUSER. Tom. 1-8. Basel 1589-91.
Sämtliche Werke. 1. Abt. Medizinische, naturwissenschaftliche und philosophische Schriften. Hrsg. KARL SUDHOFF. Bde. 1-14. München, Berlin 1922-1933.
- 2. Abt. Die theologischen und religionsphilosophischen Schriften. Hrsg. KARL SUDHOFF u. WILHELM MATTHIESSEN. Bd. 1. München 1923.
- 2. Abt. Theologische und religionsphilosophische Schriften. Hrsg. KURT GOLDAMMER. Bde. II-VII. Wiesbaden 1955-1986 (auf 10 Bde. geplant).

Deutsche Übersetzungen

Sämtliche Werke. Nach der 10-bändigen Huserschen Gesamtausgabe 1589-1591 zum erstenmal in neuzeitliches Deutsch übersetzt von BERNHARD ASCHNER. Bde. 1-14. Jena 1926-1932.
Werke. Hrsg. WILL-ERICH PEUCKERT. Bde. 1-5. Basel, Stuttgart 1965-1968.

Aufschlüsselung des Werkverzeichnisses

nach der von KARL SUDHOFF herausgegebenen Gesamtausgabe
Theophrast von Hohenheim, gen. Paracelsus:
Medizinische, naturwissenschaftliche und philosophische Schriften
Bände I-XIV, München 1923-1933

Band I	Elf Traktat von Ursprung, Ursachen, Zeichen und Kur einzelner Krankheiten	1-161
	Bruchstücke des Buches von den fünf Entien (Paramirum primum)	163-239
	Das Buch von der Gebärung der empfindlichen Dinge in der Vernunft	241-286
	Ein Büchlein „De generatione hominis"	287-306
	Frühe Ausarbeitungen über das Podagra samt Fragmenten	307-386
Band II	„Herbarius"	1-57
	Von den natürlichen Dingen	59-175
	Fragmentarisches zu den „Virtutes herbarum"	205-224
	Von den natürlichen Wässern und Bädern	225-345
	Von den tartarischen oder Steinkrankheiten	359-390
	Von den Krankheiten, die der Vernunft berauben	391-455
	Von den Ursachen und Kuren der Kontrakturen und Lähmungen	457-486
Band III	Von den ersten drei Principiis	1-11
	„De viribus membrorum"	13-26
	Neun Bücher Archidoxis	86-200
	„De praeparationibus"	309-359
	Brief an Erasmus von Rotterdam	379

Band IV	Intimatio (Basel, 5. 6. 1527)	1– 4
	„De gradibus"	5– 67
	Entwürfe und Hörer-Nachschriften	77–368
	Vom Aderlaß, Purgieren und Schröpfen	369–434
	„De modo pharmacandi"	435–468
	Deutsche Kommentare zu den Aphorismen des Hippokrates	491–546
Band V	Entwürfe und Schüler-Nachschriften „Antimedicus"	1–410
	Entwürfe zu einem Wundarzneibuch	411–490
	„De ulceribus"	491–505
Band VI	Briefe an Bonifazius Amerbach	33– 37
	Drei Bücher der Wundarznei (Bertheonea, 1525)	39–165
	Von allen offenen Schäden	207–290
	Von Blattern, Lähmen, Beulen	301–479
Band VII	Vom Holz Guajaco gründlicher Heilung	51– 66
	Von der französischen Krankheit drei Bücher	67–182
	Von Ursprung und Herkommen der Franzosen	183–366
	Spital-Buch	367–412
Band VIII	Paragranum, Vorrede und erste Ausarbeitung	31–113
	Das Buch Paragranum, letzte Bearbeitung in vier Büchern	133–221
	Von den hinfallenden Siechtagen	261–308
	Von den hinfallenden Siechtagen der Mutter	317–368
	Zwei Bücher von der Pestilenz	369–395
Band IX	Opus Paramirum (St. Gallen 1531)	37–230
	Entwürfe zu den vier Büchern des Opus Paramirum	231–248
	Die Bücher von den unsichtbaren Krankheiten	249–350
	Von der Bergsucht und anderen Bergkrankheiten	461–541
	Von des Bades Pfäfers Tugenden	639–659
Band X	Das erste Buch der Großen Wundarznei	7–200
	Das zweite Buch der Großen Wundarznei	215–421
	Das angebliche dritte Buch der Großen Wundarznei	423–479
	Ausarbeitungen zur Großen Wundarznei	481–571
Band XI	Widmung der drei Bücher an die Kärntner Stände	6
	Das Buch von den tartarischen Krankheiten	15–121
	Sieben Defensiones	123–160
	„Labyrinthus medicorum errantium"	161–221
Band XII	„Astronomia"	1–444
	Entwürfe zur „Astronomia Magna"	445–507
Band XIII	Philosophia de generationibus et fructibus quatuor elementorum	5–123
	De Meteoris, ein Buch in 10 Kapiteln, „Liber meteororum"	125–286
	De Fundamento Scientiarum sapientiaeque	287–334
	Philosophiae tractatus quinque	335–358
	Philosophia ad Atheniensis	387–423
Band XIV	Philosophia magna	1–375
	Liber de animalibus ex sodomia natis	379–388
	Spuria	389–661

Sekundärliteratur

ACHELIS, JOHANN DANIEL: Die Überwindung der Alchemie in der Paracelsischen Medizin. Sitz. Ber. Heidelberger Akad. Wissensch. (1942). Heidelberg 1943.

AGRIPPA, HENRICUS CORNELIUS: De occulta philosophia libri tres. Köln 1533.

ARTELT, WALTER: Paracelsus und seine Zeit in Zeittafeln. In: Theophrastus Paracelsus 1493–1541 (Hrsg. FRITZ JAEGER). Salzburg 1941, S. 7–13.

BARTH, HEINRICH: Philosophie der Erscheinung. Eine Problemgeschichte. Zweiter Teil: Neuzeit. Basel, Stuttgart 1959.

BETSCHART, ILDEFONS: Theophrastus Paracelsus. Der Mensch an der Zeitenwende. 2. Aufl. Einsiedeln 1942.

BITTEL, KARL: Paracelsus. Leben und Lebensweisheit in Selbstzeugnissen. Leipzig 1944.

BOAS, MARIE: Robert Boyle and Seventeenth-Century Chemistry. Cambridge 1958.

BOYLE, ROBERT: The Sceptical Chemist. London 1661.

CONRING, HERMANN: De hermetica Aegyptiorum vetera et Paracelsicorum nova medicina. Helmestadii 1648.

CROLL, OSWALD: Basilica Chymica (1609). Ed. H. HARTMANN. Genevae 1643.

DAEMS, WILLEM FRANS: „Sal-Merkur-Sulfur" bei Paracelsus und das „Buch der Heiligen Dreifaltigkeit". Nova Acta Paracelsica (1982) 189–207.

DEBUS, ALLEN G.: The Paracelsian Compromise in Elizabethan England. Ambix 8 (1960) 71–97.

DEBUS, ALLEN G.: Solution Analyses Prior to Robert Boyle. Chymia 8 (1962) 41–61.

DEBUS, ALLEN G.: The English Paracelsians. London 1965.

DEBUS, ALLEN G.: The Paracelsians and the Chemists: The Chemical Dilemma in Renaissance Medicine. Clio Medica 7 (1972) 185–199.

DEBUS, ALLEN G.: The Medico-Chemical World of the Paracelsians. In: Changing Perspectives in the History of Science. Ed. M. TEICH and R. YOUNG. London 1973, p. 85–99.

DEBUS, ALLEN G.: The Chemical Philosophy. Paracelsian Science and Medicine in the Sixteenth and Seventeenth Centuries. 2 Vols. New York 1977.

DEGELLER, GERHARD J. (Hrsg.): Theophrastus Paracelsus von Hohenheim: Das Mahl des Herrn und Auslegung des Vaterunsers. Dornach–Basel 1950.

Deutsches Theatrum Chemicum. Hrsg. FRIEDRICH ROTH-SCHOLZ. 3 Bde. Nürnberg 1728–1732.

DILG-FRANK, ROSEMARIE (Hrsg.): Kreatur und Kosmos. Internationale Beiträge zur Paracelsusforschung. Stuttgart, New York 1981.

DOMANDL, SEPP (Hrsg.): Die ganze Welt ein Apotheken. Festschrift für Otto Zekert. Wien 1969.

DOMANDL, SEPP (Hrsg.): Kunst und Wissenschaft um Paracelsus. Salzburger Beiträge zur Paracelsusforschung, Folge 23. Wien 1984.

DUCHESNE, JOSEPH (QUERCETANUS): Liber de priscorum philosophorum verae medicinae materia... Leipzig 1613.

DUCHESNE, JOSEPH (QUERCETANUS): Traicté de la Matiere, Preparation et excellente vertu de la Medecine balsamique des Anciens Philosophes. Paris 1626.

EIS, GERHARD: Vor und nach Paracelsus. Untersuchungen über Hohenheims Traditionsverbundenheit und Nachrichten über seine Anhänger. Stuttgart 1955.

ERASTUS, THOMAS: Disputationes de medicina nova Paracelsi. 2 Vols. Basel 1572.

ERASTUS, THOMAS: De Astrologia divinatrice Epistolae. Basel 1580.

FAIVRE, ANTOINE und ROLF CHRISTIAN ZIMMERMANN (Hrsg.): Epochen der Naturmystik. Hermetische Tradition im wissenschaftlichen Fortschritt. Berlin 1979.

FAIVRE, ANTOINE (et alii): Lumière et cosmos. Courants occultes de la philosophie de la Nature. Paris 1981.

FIGALA, KARIN: Die „Kompositionshierarchie" der Materie. Newtons quantitative Theorie und Interpretation der qualitativen Alchemie. Habil. Schrift (maschinenschriftl.). München 1977.

FISCHER, HANS: Die kosmologische Anthropologie des Paracelsus als Grundlage seiner Medizin. In: Verhandl. naturforsch. Ges. Basel 52 (1940/41) 267–317.

FLUDD, ROBERT: Utriusque cosmi Metaphysica. Oppenheim 1617.

FLUDD, ROBERT: Utriusque Mundi Historia. Frankfurt 1621.

FLUDD, ROBERT: Medicina catholica seu mysticum artis medicandi sacrarium. Frankfurt 1629.

FONTANUS, JACOBUS: Magiae Paracelsicae Detectio. In: Opera. Köln 1612, p. 313–325.

FREUDENBERG, F.: Paracelsus und Fludd. Die beiden großen Okkultisten und Ärzte des 15. und 16. Jahrhunderts. Mit einer Auswahl aus ihren okkulten Schriften. 2. Aufl. Berlin 1921.

GARCÍA BALLESTER: Historia social de la medicina en la España de los siglos XIII al XVI. Madrid 1976.

GARIN, EUGENIO: Magia e astrologia nel pensiero del Rinascimento. Medioevo e Rinascimento (1954).

GESNER, CONRAD: Bibliotheca universalis. Zürich 1545.

GLONING, JOSEF: Paracelsus' Lehre von den drei Principien und deren Bedeutung für die Entstehung von Krankheiten. Med. Diss. München 1942.

GOLDAMMER, KURT: Paracelsus. Sozialethische und sozialpolitische Schriften. Tübingen 1952.

GOLDAMMER, KURT: Paracelsus. Natur und Offenbarung. Hannover-Kirchrode 1953.

GOLDAMMER, KURT: Paracelsus. Vom Licht der Natur und des Geistes. Eine Auswahl. Stuttgart 1960.

GOLDAMMER, KURT: Die Paracelsische Kosmologie und Materietheorie in ihrer wissenschafts-geschichtlichen Stellung und Eigenart. Med. Hist. J. 6 (1971) 5–35.

GOLDAMMER, KURT: Zur philosophischen und religiösen Sinngebung von Heilung und Heilmittel bei Paracelsus. In: Perspektiven der Pharmaziegeschichte. Hrsg. PETER DILG. Graz 1983, S. 113–129.

GOLTZ, DIETLINDE: Die Paracelsisten und die Sprache. Sudhoffs Arch. Gesch. Med. Naturw. 56 (1972) 337–352.

GOLTZ, DIETLINDE: Alchemie und Aufklärung. Ein Beitrag zur Naturwissenschaftsgeschichts-schreibung der Aufklärung. Med. hist. J. 7 (1972) 31–48.

GOLTZ, DIETLINDE: Naturmystik und Naturwissenschaft um 1600. Sudhoffs Arch. 60 (1976) 45–65.

GUNDOLF, FRIEDRICH: Paracelsus. Berlin 1928.

HAUSMANN, EDITH: Die vier Säulen der Paracelsischen Medizin. Med. Diss. Tübingen 1949.

HELMONT, JOH. BAPTIST VAN: Ortus medicinae. Id est initia physices inaudita. Amsterdam 1648; Lugduni 1655.

HEMLEBEN, JOHANNES: Paracelsus. Revolutionär, Arzt und Christ. Frauenfeld, Stuttgart 1973.

HOOYKAAS, REIJER: Die chemische Verbindung bei Paracelsus. Sudhoffs Archiv 32 (1939) 166–175.

JACOBI, JOLAN: Theophrastus Paracelsus. Lebendiges Erbe. Zürich 1942.

JUNG, CARL GUSTAV: Paracelsica. Zwei Vorlesungen über den Arzt und Philosophen Theophra-stus Paracelsus. Zürich 1942.

JUNG, CARL GUSTAV: Psychologie und Alchemie. St. Gallen 1944.

JUNG, CARL GUSTAV: Studien über alchemistische Vorstellungen. In: Gesammelte Werke, Bd. 13. Olten, Freiburg 1978.

KÄMMERER, ERNST WILHELM: Das Leib-Seele-Geist-Problem bei Paracelsus und einigen Autoren des 17. Jahrhunderts. Wiesbaden 1971.

KAISER, ERNST: Paracelsus in Selbstzeugnissen und Bilddokumenten. Reinbek b. Hamburg 1969.

KERNER, DIETER: Paracelsus. Leben und Werk. Stuttgart 1965.

KOELBING, H. M.: Von Paracelsus zur Labormedizin. Schweiz. Zschr. med. techn. Laborfachper-sonal 8 (1981) 1–17.

KOELBING, H. M.: Paracelsus. Schweiz. Rundschau für Medizin 71 (1982) 1973–1976.

LIBAVIUS, ANDREAS: Alchemia. Frankfurt 1577.

MAHNKE, DIETRICH: Unendliche Sphäre und Allmittelpunkt. Beiträge zur Genealogie der mathematischen Mystik. Halle 1937.

MAIER, MICHAEL: Atalanta Fugiens. Oppenheim 1618.

MANGET, J. J. (Ed.): Bibliotheca chemica curiosa. 2 vols. Geneva 1702.

MATHIAS, P. (Ed.): Science and Society: 1600–1900. Cambridge 1972.

METZKE, ERWIN: Coincidentia oppositorum. Gesammelte Studien zur Philosophiegeschichte. Witten/Ruhr 1961. Darin: Erfahrung und Natur in der Gedankenwelt des Paracelsus (20–58); Mensch, Gestirn und Geschichte bei Paracelsus (59–116).

MÜLLER, K., H. SCHEPERS und W. TOTOK (Hrsg.): Magia Naturalis und die Entstehung der modernen Naturwissenschaften. In: Studia Leibnitiana, Sonderheft 7, Wiesbaden 1978.

MÜLLER-JAHNCKE, WOLF DIETER: Magie als Wissenschaft im frühen 16. Jahrhundert. Die Beziehungen zwischen Magie, Medizin und Pharmazie im Werk des Agrippa von Nettesheim (1486–1535). Marburg 1973.

MÜLLER-JAHNCKE, WOLF DIETER: Von Ficino zu Agrippa. Der Magia-Begriff des Renaissance-Humanismus im Überblick. In: FAIVRE/ZIMMERMANN (Hrsg.): Epochen der Naturmystik. Berlin 1979, S. 24–51.

MÜLLER-JAHNCKE, WOLF DIETER: Astrologisch-magische Theorie und Praxis in der Heilkunde der frühen Neuzeit. Habil.-Schrift. Marburg 1982.

MULTHAUF, ROBERT: Medical Chemistry and the Paracelsians. Bull. Hist. Med. 28 (1954) 101–126.

MULTHAUF, ROBERT: The Origins of Chemistry. London 1966.

PAGEL, WALTER: Jo. Bapt. van Helmont. Einführung in die philosophische Medizin des Barock. Berlin 1930.

PAGEL, WALTER: Paracelsus. An Introduction to Philosophical Medicine in the Era of the Renaissance. Basel, New York 1958.

PAGEL, WALTER: Paracelsus and the Neoplatonic and Gnostic Tradition. Ambix 8 (1960) 125–166.

PAGEL, WALTER: Das medizinische Weltbild des Paracelsus. Seine Zusammenhänge mit Neuplatonismus und Gnosis. Wiesbaden 1962.

PAGEL, WALTER: Paracelsus als „Naturmystiker". In: FAIVRE/ZIMMERMANN (Hrsg.): Epochen der Naturmystik. Berlin 1979, S. 52–104.

PAGEL, WALTER: Gedanken zur Paracelsus-Forschung und zu van Helmont. In: Paracelsus in der Tradition. Salzburger Beiträge zur Paracelsusforschung, Folge 21 (1980) 11–19.

PAGEL, WALTER: The Paracelsian Elias Artista and the Alchemical Tradition. Med. hist. J. 16 (1981) 6–19.

PAGEL, WALTER: The Smiling Spleen. Paracelsianism in Storm and Stress. Basel 1984.

PAGEL, WALTER und MARIANNE WINDER: Die Konjunktion der himmlischen und irdischen Elemente in der Renaissancephilosophie und im echten Paracelsus. In: Paracelsus. Werk und Wirkung. Hrsg. SEPP DOMANDL. Wien 1975, S. 187–204.

PARACELSUS: Sämtliche Werke. 1. Abt. Medizinische, naturwissenschaftliche und philosophische Schriften. Hrsg. KARL SUDHOFF. Bde. 1–14. München, Berlin 1922–1933.

PARACELSUS: Sämtliche Werke. 2. Abt. Die theologischen und religionsphilosophischen Schriften. 1. Bd. Hrsg. WILHELM MATTHIESSEN. München 1923.

PARACELSUS: Sämtliche Werke. 2. Abt. Die theologischen und religionsphilosophischen Schriften. Bd. 4ff. Hrsg. KURT GOLDAMMER. Wiesbaden 1955ff.

PARACELSUS: Theophrastus Paracelsus. Werke. 5 Bde. Hrsg. WILL-ERICH PEUCKERT. Basel, Stuttgart 1965–1968.

PARACELSUS: Vom Licht der Natur und des Geistes. Eine Auswahl. Hrsg. von KURT GOLDAMMER. Stuttgart 1960.

PARACELSUS: Das Licht der Natur. Philosophische Schriften. Hrsg. ROLF LÖTHER und SIEGFRIED WOLLGAST. Leipzig 1973.

PARACELSUS: Werk und Wirkung. Festgabe für Kurt Goldammer. Hrsg. SEPP DOMANDL. Wien 1975.

PEUCKERT, WILL-ERICH: Paracelsus. Die Geheimnisse. Ein Lesebuch aus seinen Schriften. Leipzig 1941.

PEUCKERT, WILL-ERICH: Theophrastus Paracelsus. Stuttgart, Berlin 1944.

PEUCKERT, WILL-ERICH: Pansophie. Ein Versuch zur Geschichte der weißen und schwarzen Magie. 2. Aufl. Berlin 1956.

PFAFF, J. W.: Astrologie. Nürnberg 1816.

PLESSNER, MARTIN: Vorsokratische Philosophie und griechische Alchemie in arabisch-lateinischer Überlieferung. Studien zu Text und Inhalt der Turba Philosophorum. Wiesbaden 1975.

PLOSS, EMIL ERNST, HEINZ ROOSEN-RUNGE, HEINRICH SCHIPPERGES und HERWIG BUNTZ: Alchimia. Ideologie und Technologie. München 1970.

QUECKE, KURT: Die Signaturenlehre im Schrifttum des Paracelsus. In: Beiträge zur Geschichte der Pharmazie und ihrer Nachbargebiete. Berlin 1955.

RATTANSI, P. M.: Paracelsus and the Puritan Revolution. Ambix 11 (1963) 24–32.

RUDOLPH, HARTMUT: Kosmosspekulationen und Trinitätslehre. Ein Beitrag zur Beziehung zwischen Weltbild und Theologie bei Paracelsus. In: Paracelsus in der Tradition (Salzburger Beiträge zur Paracelsusforschung, 21). Wien 1980, S. 32–47.

SARTORIUS FRHR. V. WALTERSHAUSEN, BODO: Paracelsus am Eingang der deutschen Bildungsgeschichte. Leipzig 1935.

SCHIPPERGES, HEINRICH: Welt und Mensch bei Paracelsus. Antaios 11 (1969) 293–320.

SCHIPPERGES, HEINRICH: Paracelsus. In: Die Großen der Weltgeschichte. Bd. IV. Zürich 1973, S. 931–945.

SCHIPPERGES, HEINRICH: Die Idee der Ganzheit in der Anthropologie des Paracelsus. Dtsch. Apotheker 26 (1974) 490–500.

SCHIPPERGES, HEINRICH: Paracelsus. Der Mensch im Licht der Natur. Stuttgart 1974.

SCHIPPERGES, HEINRICH: Paracelsus zur Sprache des Arztes. Selecta 16 (1974) 4578–4583.

SCHIPPERGES, HEINRICH: Zum Umfallen geboren. Die Kategorien des Pathologischen im Weltbild des Paracelsus. Janus 61 (1974).

SCHIPPERGES, HEINRICH: Zum Begriff der Barmherzigkeit im ärztlichen Denken des Paracelsus. In: Paracelsus, Werk und Wirkung. Hrsg. SEPP DOMANDL. Wien 1975, S. 235–247.

SCHIPPERGES, HEINRICH: Arabische Medizin im lateinischen Mittelalter. (SB Heidelberger Akad. Wiss. Math.-Naturw. Kl. 2) Berlin, Heidelberg, New York 1976.

SCHIPPERGES, HEINRICH: Magia et Scientia bei Paracelsus. Sudhoffs Archiv 60 (1976) 76–92.

SCHIPPERGES, HEINRICH: Paracelsus. Vom Licht der Natur im Weltbild des Paracelsus. Scheidewege 6 (1976) 30–48.

SCHIPPERGES, HEINRICH: Kranksein und Heilung bei Paracelsus. Salzburger Beiträge zur Paracelsusforschung, 18. Wien 1978.

SCHIPPERGES, HEINRICH: Vom Wesen des Arcanum im Weltbild des Paracelsus. Pharmazeut. Zeitung 125 (1980) 706–712.

SCHIPPERGES, HEINRICH: Das alchymische Denken und Handeln bei Alexander von Bernus. Heidelberger Jahrbücher 24 (1980) 107–124.

SCHIPPERGES, HEINRICH: Handschriftliche Funde zu den „verdrängten Wissenschaften" in der frühen Neuzeit. Berichte zur Wissenschaftsgeschichte 4 (1981) 31–40.

SCHIPPERGES, HEINRICH: Kosmos Anthropos. Entwürfe zu einer Philosophie des Leibes. Stuttgart 1981.

SCHIPPERGES, HEINRICH: Historische Konzepte einer Theoretischen Pathologie. Handschriftenstudien zur Medizin des späten Mittelalters und der frühen Neuzeit. Berlin, Heidelberg, New York, Tokyo 1983.

SCHIPPERGES, HEINRICH: Paracelsus. Das Abenteuer einer sokratischen Existenz. Freiburg 1983.

SCHMITT, WOLFRAM: Magie und Mantik bei Hans Hartlieb. (Salzburger Beiträge zur Paracelsusforschung, 6). Wien 1966.

SCHMITT, WOLFRAM: Zur Literatur der Geheimwissenschaften im späten Mittelalter. In: Fachprosaforschung. Acht Vorträge zur mittelalterlichen Artesliteratur. Berlin 1974, S. 167–183.

SCHNEIDER, WOLFGANG: Die deutschen Pharmakopöen des 16. Jahrhunderts und Paracelsus. Pharmazeut. Zeitung 106 (1961) 1141–1145.

SCHNEIDER, WOLFGANG: Grundlagen für Paracelsus' Arzneitherapie. Sudhoffs Archiv 49 (1965) 28–36.

SCHNEIDER, WOLFGANG: Über den Liber praeparationum des Paracelsus. Sudhoffs Archiv 64 (1980) 69–78.

SCHNEIDER, WOLFGANG: Mein Umgang mit Paracelsus und Paracelsisten. Beiträge zur Paracelsus-Forschung. Frankfurt 1982.

SCHNEIDER, WOLFGANG: Paracelsus und die Arzneimittel seiner Zeit. Pharmazeut. Zeitung 127 (1982) 1587–1591.

SENNERT, DANIEL: De chymicorum cum Aristotelicis et Galenicis consensu ac dissensu. Wittenberg 1619.

SEVERINUS, PETRUS: Idea Medicinae Philosophicae. Basel 1571.

SHERLOCK, T. P.: The Chemical Work of Paracelsus. Ambix 3 (1948) 33–64.

SHUMAKER, WAYNE: The Occult Science in the Renaissance. A Study in Intellectual Patterns. Berkeley, Los Angeles, London 1972.

SIEVERS, GERDA: Die Naturanschauung des Paracelsus. Naturw. Diss. Marburg 1937.

SIMILI, ALESSANDRO: Astrologia, demonologia, pregiudizi terapeutici nella medicina legale e forense del Rinascimento. Minerva Medica 67 (1976) 3719–3737.

STEINLEIN, STEPHAN: Astrologie und Heilkunde. Ein vorläufiger Beitrag zur Kenntnis der „Entstehung" der Syphilis vor der Entdeckung Amerikas. München 1912.

STEINLEIN, STEPHAN: Astrologie, Sexual-Krankheiten und Aberglaube in ihrem inneren Zusammenhange. 2 Bde. München, Leipzig 1915.

STICKER, GEORG: Theophrastus Paracelsus. Ein Lebensbild. In: Nova Acta Leopoldina, N. F. 10. Halle 1941.

STREBEL, JOSEF: Stand und Aufgaben der schweizerischen Paracelsus-Forschung. In: Nova Acta Paracelsica 1 (1944) 35.

STRÖKER, ELISABETH: Denkwege der Chemie. Elemente ihrer Wissenschaftstheorie. Freiburg, München 1967.

STRÖKER, ELISABETH: Theoriewandel in der Wissenschaftsgeschichte. Chemie im 18. Jahrhundert. Frankfurt 1982.

STRUNZ, FRANZ: Theophrastus Paracelsus, sein Leben und seine Persönlichkeit. Ein Beitrag zur Geistesgeschichte der deutschen Renaissance. Leipzig 1903.

STRUNZ, FRANZ: Theophrastus Paracelsus. Idee und Problem seiner Weltanschauung. Salzburg 1937.

SUAVIUS, LEO (JACQUES GOHORY): Theophrasti Paracelsi philosophiae et medicinae utriusque universae compendium. Basel 1568.

SUDHOFF, KARL: Bibliographia Paracelsica. Besprechung der unter Hohenheims Namen 1527-1893 erschienenen Druckschriften. Berlin 1894.

SUDHOFF, KARL: Versuch einer Kritik der Echtheit der Paracelsischen Schriften. I. Theil: Die unter Hohenheims Namen erschienenen Druckschriften. Berlin 1894; II. Theil: Paracelsische Handschriften. Berlin 1899.

SUDHOFF, KARL: Paracelsus. Ein deutsches Lebensbild aus den Tagen der Renaissance. Leipzig 1936.

SYLVIUS, FRANCISCUS DE LA BOE: Opera medica. Amsterdam 1680.

TEICH, M. und R. YOUNG (Eds.): Changing Perspectives in the History of Science. London 1973.

TELLE, JOACHIM: Kilian, Ottheinrich und Paracelsus. Heidelberger Jahrbücher 18 (1974) 37-49.

TELLE, JOACHIM: Alchemie. In: Theologische Realenzyklopädie II (1977) 199-227.

TELLE, JOACHIM: Der Alchimist im Rosengarten. Euphorion 71 (1977) 283-305.

TELLE, JOACHIM: Mythologie und Alchemie. Beiträge zur Humanismusforschung 6 (1980) 135-154.

TELLE, JOACHIM: Sol und Luna. Literar- und alchemiegeschichtliche Studien zu einem altdeutschen Bildgedicht. Hürtgenwald 1980.

TELLE, JOACHIM: Zur spätmittelalterlichen und frühneuzeitlichen Alchemia medica unter besonderer Berücksichtigung von Joachim Tanck. In: Humanismus und Medizin, Mitt. XI der Kommission für Humanismusforschung der Deutschen Forschungsgemeinschaft. Weinheim 1984, S. 141-157.

THEOPHRAST VON HOHENHEIM, gen. PARACELSUS: s. PARACELSUS.

ULLMANN, MANFRED: Medizin im Islam. Leiden, Köln 1970.

VIRDUNG, JOHANNES: Novae medicinae Methodus curandi morbos ex mathematica sententia. Hagenau 1533.

WALTERSHAUSEN, BODO SARTORIUS VON: s. SARTORIUS.

WEIMANN, KARL-HEINZ: Paracelsus-Bibliographie 1932-1960. Mit einem Verzeichnis neu entdeckter Paracelsus-Handschriften (1900 bis 1960). Wiesbaden 1963.

WEINHANDL, FERDINAND: Paracelsus-Studien. Hrsg. SEPP DOMANDL. Wien 1970.

WESTFALL, RICHARD S.: Newton and the Hermetic Tradition. In: ALLEN G. DEBUS (Ed.): Science, Medicine and Society in the Renaissance. New York 1972, vol. 2, p. 183-198.

WEYER, JOST: Die Entwicklung der Chemie zu einer Wissenschaft zwischen 1540 und 1740. Ber. Wiss. Gesch. 1 (1978) 113-121.

WIEGLEB, JOHANN CHRISTIAN: Historisch-kritische Untersuchungen der Alchemie, oder der eingebildeten Goldmacherkunst. Weimar 1777.

WIEGLEB, JOHANN CHRISTIAN: Geschichte des Wachsthums und der Erfindungen in der Chemie der neuern Zeit. Berlin, Stettin 1790.

WILKINSON, RONALD STERNE: „Hermes Christianus". John Winthrop Jr. and Chemical Medicine in Seventeenth Century New England. In: ALLEN G. DEBUS (Ed.): Science, Medicine and Society in the Renaissance. New York 1972, p. 221-241.

YATES, FRANCES AMELIA: Aufklärung im Zeichen des Rosenkreuzes. Stuttgart 1975.

ZEKERT, OTTO: Die große Wanderung des Paracelsus. De peregrinatione Paracelsi magna. Ingelheim 1965.

ZEKERT, OTTO: Paracelsus. Europäer im 16. Jahrhundert. Stuttgart, Berlin, Köln, Mainz 1968.

ZIMMERMANN, ROLF CHRISTIAN: Das Weltbild des jungen Goethe. Studien zur hermetischen Tradition des deutschen 18. Jahrhunderts. Bd. 1: Elemente und Fundamente. München 1969.

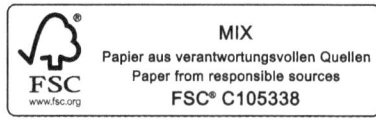

MIX
Papier aus verantwortungsvollen Quellen
Paper from responsible sources
FSC® C105338

If you have any concerns about our products,
you can contact us on
ProductSafety@springernature.com

In case Publisher is established outside the EU,
the EU authorized representative is:
Springer Nature Customer Service Center GmbH
Europaplatz 3, 69115 Heidelberg, Germany

Printed by Libri Plureos GmbH
in Hamburg, Germany